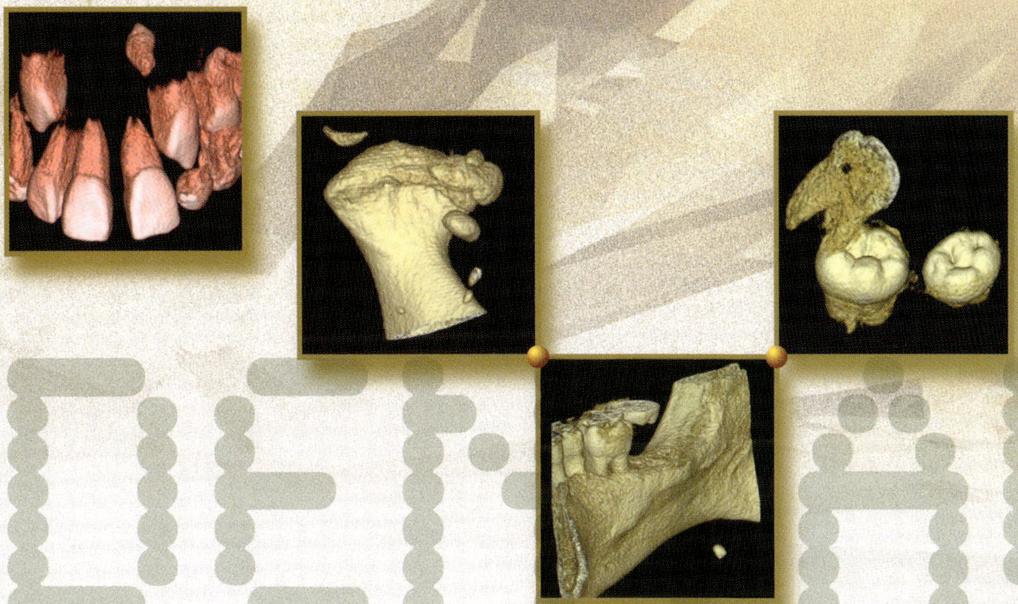

デンタルCTで読み解く症例の真実

誤診回避のための3D画像診断

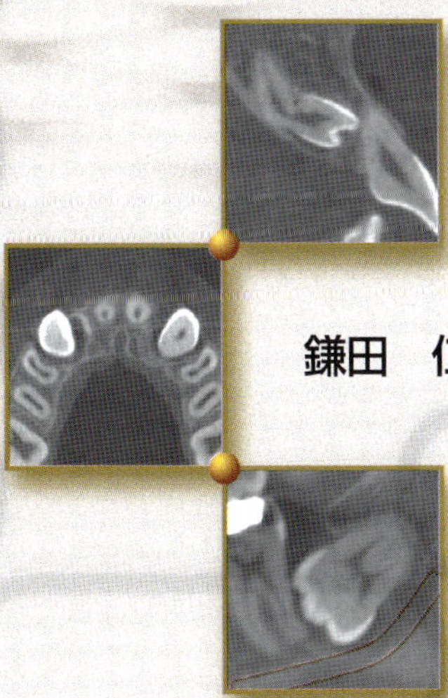

鎌田　仁／稲垣将文　共著

クインテッセンス出版株式会社　2008

Tokyo, Berlin, Chicago, London, Paris, Barcelona, Istanbul, Milano, São Paulo, Moscow, Prague, Warsaw, New Delhi, Beijing, and Bukarest

■著者略歴

鎌田　仁（Hitoshi Kamata）
1946年　広島県生まれ
1970年　神奈川歯科大学歯学部卒業
1970年　同大学口腔外科学教室助手
1975年　同大学口腔外科学教室講師
1991年　同大学口腔外科学第1講座助教授
2003年　同大学顎顔面外科学講座助教授
2004年　同大学総合歯科学講座助教授
2008年　同大学総合歯科学講座准教授
2002〜2004年　同大学附属病院臨床教授
2004年〜　同大学附属横浜研修センター・横浜クリニック
　　　　　副センター長・臨床教授
現在　神奈川歯科大学学会評議員
　　　日本外傷歯学会評議員

稲垣将文（Masafumi Inagaki）
広島県生まれ
1996年　九州大学歯学部卒業
1998年　神奈川歯科大学歯科放射線科助手
2002年〜　同大学附属横浜クリニック歯科放射線科科長
現在　日本歯科放射線学会専門医

序文

　平成14年7月に，神奈川歯科大学附属横浜クリニックの開設以来，多くの一般歯科開業医の先生方から患者様のご紹介をいただき，6年が経過した．歯科口腔外科においてその多くは，歯の異常（歯数の異常，位置の異常，形態の異常），とくに埋伏歯・顎嚢胞と下顎管との関係，上顎臼歯部歯根と上顎洞底部の位置関係の診断および加療のご依頼であった．

　平成15年4月より導入したデンタルCTは，従来，診断・治療計画に困難を来たしていた症例の多くについて，パノラマエックス線写真などの画像所見で判別できなかった細部にわたり，鮮明な画像を提供し，臨床における高い有用性を示した．すなわち，

　①従来のエックス線写真では判読できなかった形態や解剖学的位置関係が明らかになった．
　②その結果，診断がより正確に行えるようになった．
　③このため，症状の原因特定のみならず，手術法の立案にも大変有効であった．
　④事前に十分な予測が可能となり，患者様とご家族への説明にもたいへん役立った．
　⑤その結果，患者様が安心して処置（外科的なものも含め）を受けることができた．
などの，明らかなメリットが認められた．

　デンタルCTは，まだ普及途上で，健康保険の適用のない症例もあり，その有用性から見て，今後さらに積極的な活用が容易になるよう願うものである．

　このたび，当クリニック開設以来6年間，歯科放射線科の稲垣将文先生とともに試行錯誤しながら，デンタルCTを用いて診断・処置を行った症例から興味あるものを厳選し，出版する機会を得た．日々の臨床で悩んでおられる開業歯科医の先生方が，もっと気楽に，もっと積極的に，デンタルCTを活用していただけるよう，またデンタルCTがある医療機関に患者様を紹介する際の参考になるよう，実戦的な内容を心掛けて編纂した．

　記載は簡潔明瞭を旨とし，読者の理解を助けるため適宜イラストや解剖学用語を配し，さらに手術術式や病理診断についても簡潔に併記した．なお，本書の企画・編纂に当たっては，神奈川歯科大学・顎顔面外科学講座・非常勤講師の小林晋一郎先生の協力をいただき，開業歯科医としての視点も参考にした．

　本書が，デンタルCTの認知拡大の一助になれば幸いである．同時にそれは，将来，患者様と開業歯科医の先生方とデンタルCTを運営する医療機関の三者にとって，いずれも大きな福音となるであろう．

　本書を世に送り，先生方のご助言を得て，さらに内容のあるものに改善し，育てていきたいと考えている．

　最後に，本書の編集から出版に至るまで，ご尽力いただいたクインテッセンス出版の小野克弘氏に感謝の意を表す．

2008年10月　鎌田　仁

CONTENTS

I 基礎編

デンタルCTとは ……………………………………… 8

断層面理解のために ………………………………… 10

II 臨床編

CASE 1　埋伏智歯①：歯根形態異常 …………………… 20

CASE 2　埋伏智歯②：歯根形態異常 …………………… 24

CASE 3　埋伏智歯③：歯根形態異常 …………………… 26

CASE 4　埋伏智歯④：歯根形態異常 …………………… 28

CASE 5　埋伏智歯⑤：隣在歯の歯根吸収 ……………… 30

CASE 6　埋伏智歯⑥：知覚麻痺 ………………………… 32

CASE 7　偶発症①：後出血 ……………………………… 34

CASE 8　偶発症②：歯根迷入 …………………………… 36

CASE 9　埋伏歯①（7|） ………………………………… 38

CASE 10　埋伏歯②（5|） ………………………………… 40

CASE 11　埋伏歯③（|3） ………………………………… 42

CASE 12　埋伏過剰歯① …………………………………… 44

CASE 13　埋伏過剰歯② …………………………………… 46

CASE 14　埋伏過剰歯③ …………………………………… 48

CASE 15　埋伏過剰歯④ …………………………………… 50

目次

CASE 16	顎骨嚢胞①（7̄）	52
CASE 17	顎骨嚢胞②（8̄）	54
CASE 18	顎骨嚢胞③（⌐7）	56
CASE 19	顎骨内異物	58
CASE 20	上顎洞内異物①	60
CASE 21	上顎洞内異物②	62
CASE 22	上顎洞内異物③	64
CASE 23	外傷歯①	66
CASE 24	外傷歯②	68
CASE 25	顎骨腫瘍①：セメント質腫	70
CASE 26	顎骨腫瘍②：歯牙腫の疑い	72
CASE 27	顎骨腫瘍③：悪性腫瘍	74
CASE 28	顎関節疾患①：周囲の異物	76
CASE 29	顎関節疾患②：形態異常	78
CASE 30	歯の形態異常①	80
CASE 31	歯の形態異常②	82
CASE 32	その他①：唾石	84
CASE 33	その他②：腐骨による下唇麻痺	86

索引 ……………………………………………………………… 90

I
基礎編

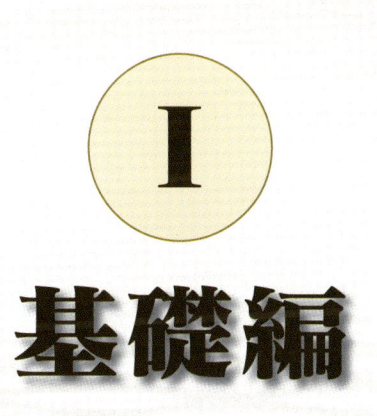

デンタルCTとは

画像の利点

①歯牙(とくに歯根)形態の把握
　☆弯曲の状態が正確に判読できる．
　a：埋伏過剰歯の著明な歯根弯曲．
　b：下顎智歯の著明な歯根弯曲．

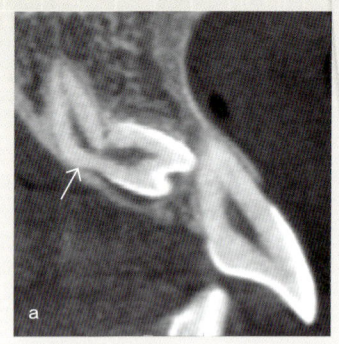 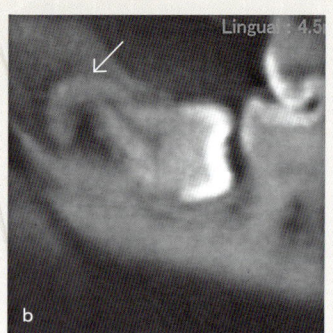

②隣接歯との位置関係の把握
　☆根吸収の有無なども明瞭に判読できる．
　a：犬歯による著明な歯根吸収．
　b：下顎智歯による著明な歯根吸収．

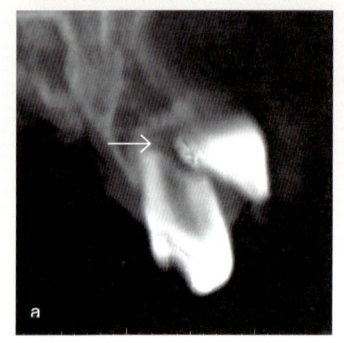 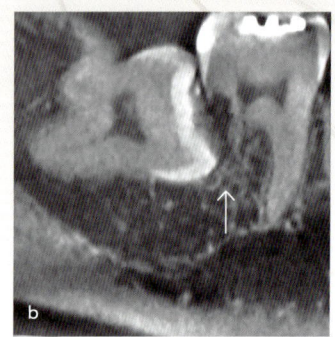

③解剖学的位置関係の把握
　（とくに上顎洞，下顎管）
　☆細部の位置関係まで明瞭に判読できる．
　a：顎関節周囲の小骨片．
　b：下顎管は根分岐部を走行．

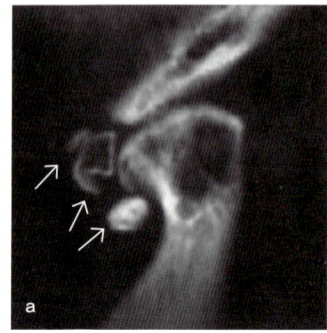 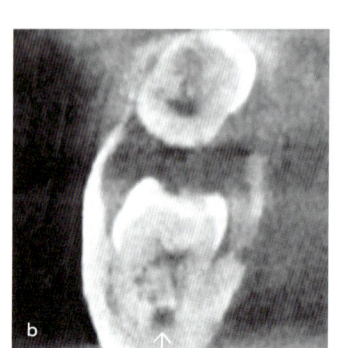

④三次元イメージの把握
　☆外科処置前のイメージの把握に有効．
　a：硬口蓋に存在する埋伏過剰歯．
　b：破折した歯牙のカラー表示．

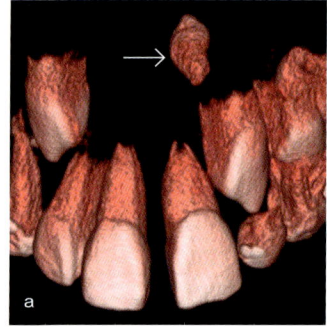 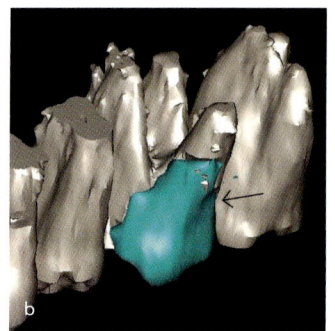

I　基礎編

画像の弱点

①**軟組織の診断は不可**

☆一般のCTと違い，デンタルCTは硬組織描出に特化した装置である．ただし，軟組織の性状は不明でも，形態は把握できる（例：上顎洞粘膜の肥厚など）．

②**金属によるアーチファクト**
　（放射状の帯，あるいは隣接歯への影響）

☆パノラマ，デンタルエックス線写真などと違い，金属補綴物による放射状の偽像が出現する．ただし，デンタルCTは一般のCTと比べて金属によるアーチファクトが少ないため，CT撮影という意味ではメリット（長所）といえる．

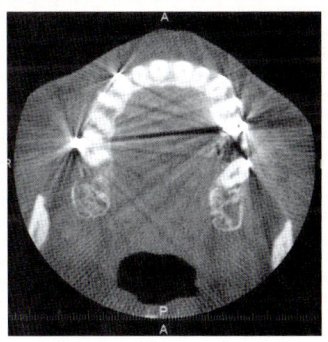

▲金属によるアーチファクト．

被曝線量について

撮影法	被曝線量
デンタル10枚	約10μSv
パノラマ1枚	約10μSv
デンタルCT	10〜100μSv
一般CT	100〜1000μSv

※CTは機種，撮影範囲などにより被曝線量は大いに異なる．

装置について

　一般のCTは仰臥位で撮影するが，デンタルCTは座位で撮影する．右写真の装置は最小0.1mmスライスをわずか9.6秒で撮影できる．設置スペースが狭くてもよいのも特長で，近年は一般開業医の設置台数も増えている．

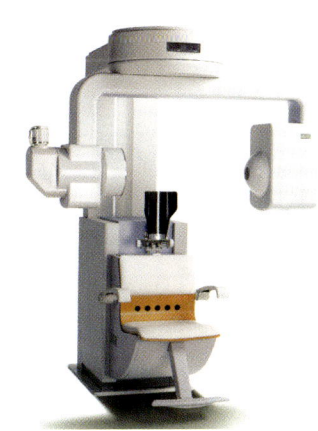

▲デンタルCT装置．

断層面の理解のために①

● MPRとは

☆MPRとはMultiplanar Reconstructionの略で，XYZ軸の3方向の画像を一度に観察できる．

①水平断像：Axial画像；上下方向　　②矢状断像：Sagittal画像；左右方向

③冠状断像：Coronal画像；前後方向

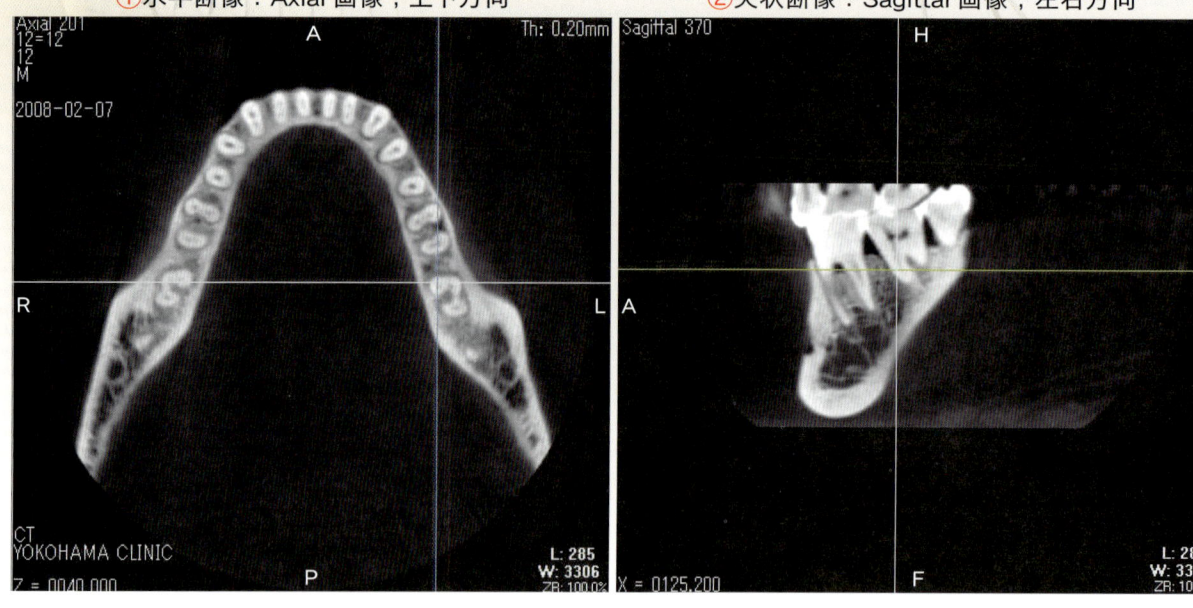

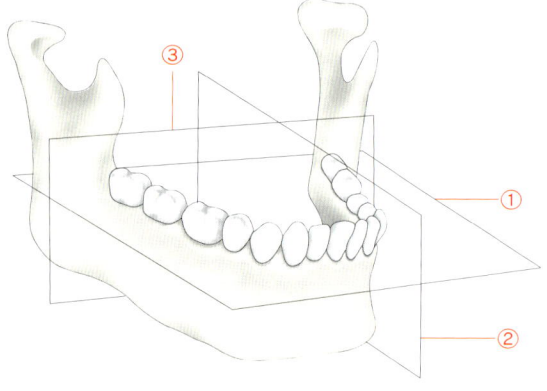

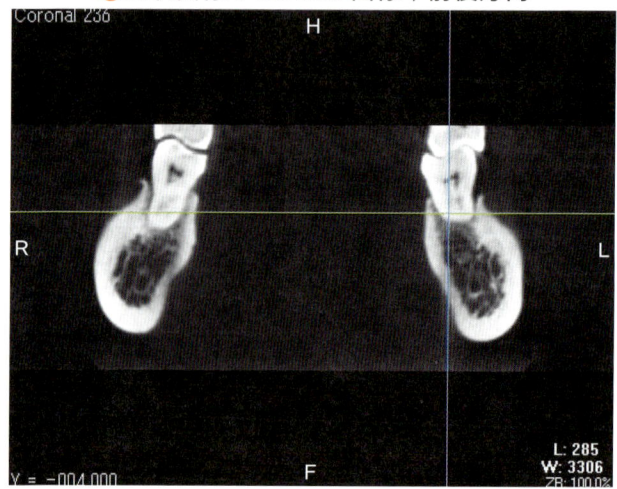

＜画像内の方向＞

A：Anterior　　　L：Left
P：Posterior　　 H：Head
R：Right　　　　F：Foot

断層面の理解のために②

断層厚

☆CTにより得られた画像は，すべて断層像である．断層像は必要に応じて断層厚を変えることができる．断層厚を薄くするほど明瞭な画像が得られるが，その分，反映される情報は少なくなる．

＜断層厚5mm＞
画像は明瞭だが，断層域からはずれている8┃は写っていない．

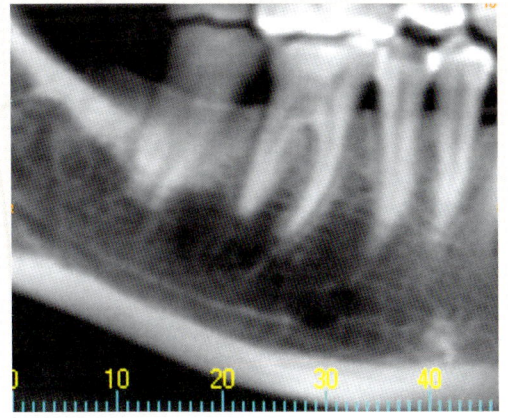
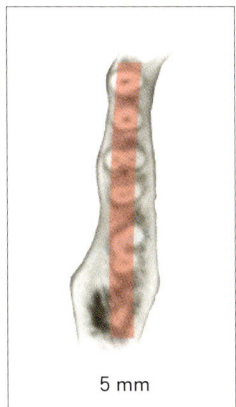

＜断層厚10mm＞
8┃がうっすら写っている．

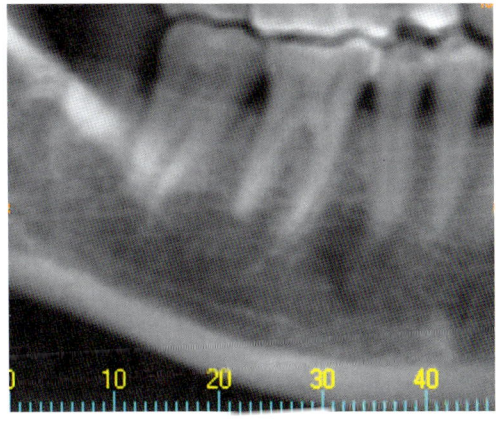
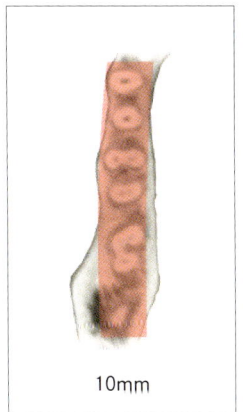

＜断層厚20mm＞
8┃も写っているが，歯牙や顎骨以外の部分も断層域として含まれているため，全体的に不明瞭な画像となってしまう．

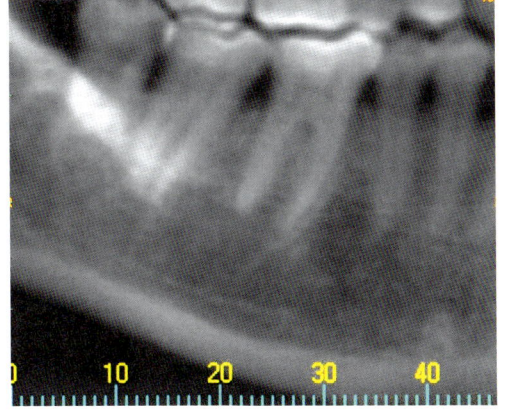
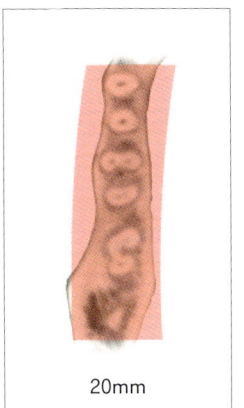

断層面の理解のために③

🟠 水平断像（Axial 画像）：上顎

☆歯列弓に水平な断層像で，下方から見上げる画像になり左右に注意する．上顎骨は下顎骨に比べ複雑な構造を持つため，解剖学的基礎知識がより必要となる．

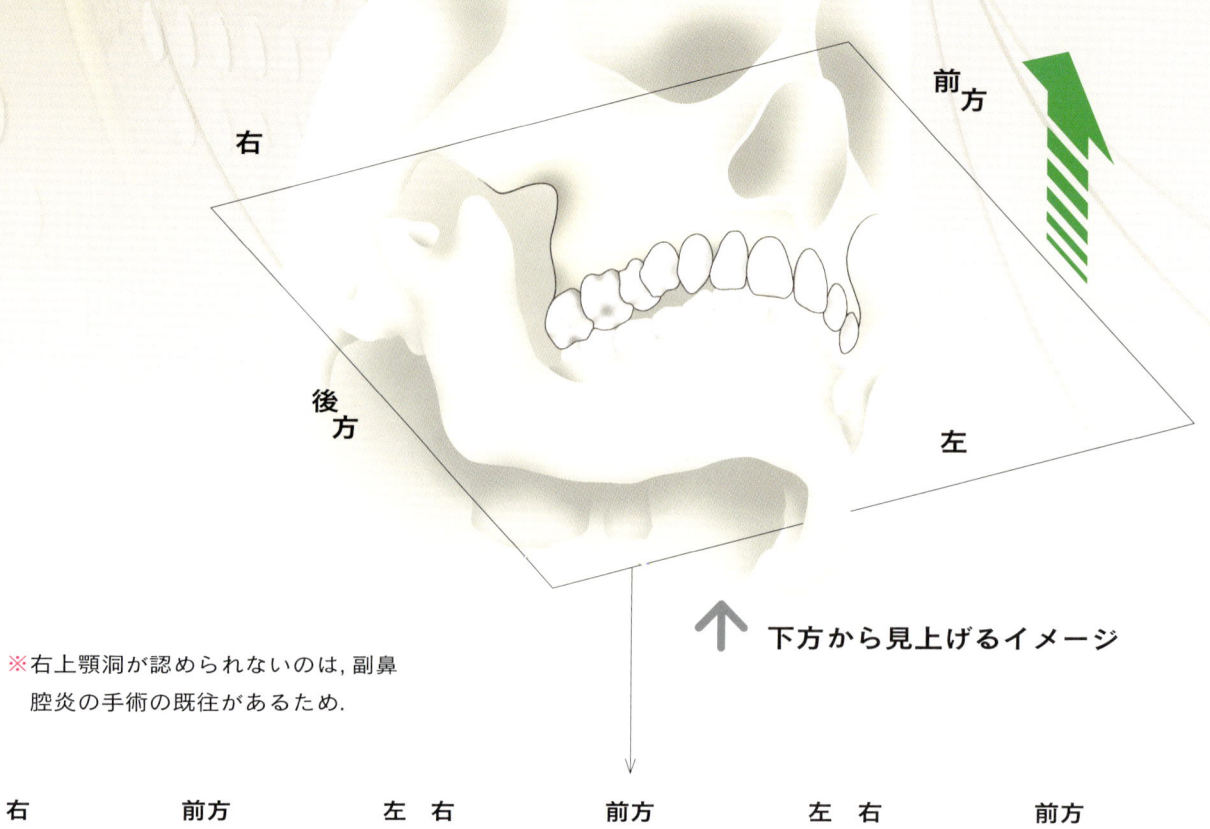

※右上顎洞が認められないのは，副鼻腔炎の手術の既往があるため．

↑ 下方から見上げるイメージ

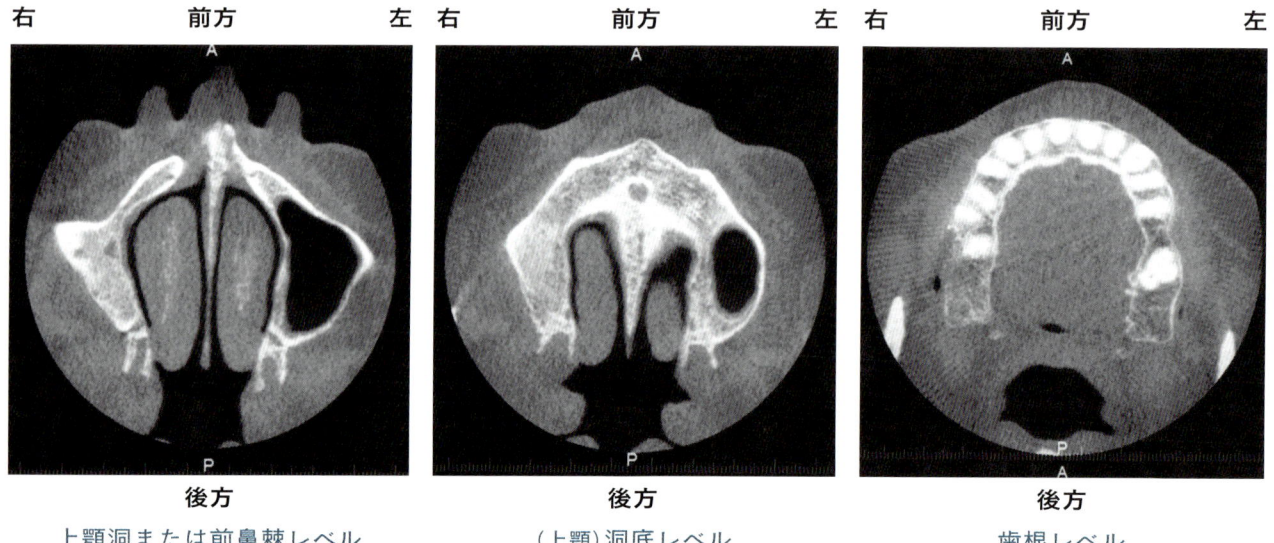

上顎洞または前鼻棘レベル　　（上顎）洞底レベル　　歯根レベル

断層面の理解のために④

矢状断像（Sagittal 画像）：上顎

☆真横から見た断層像．

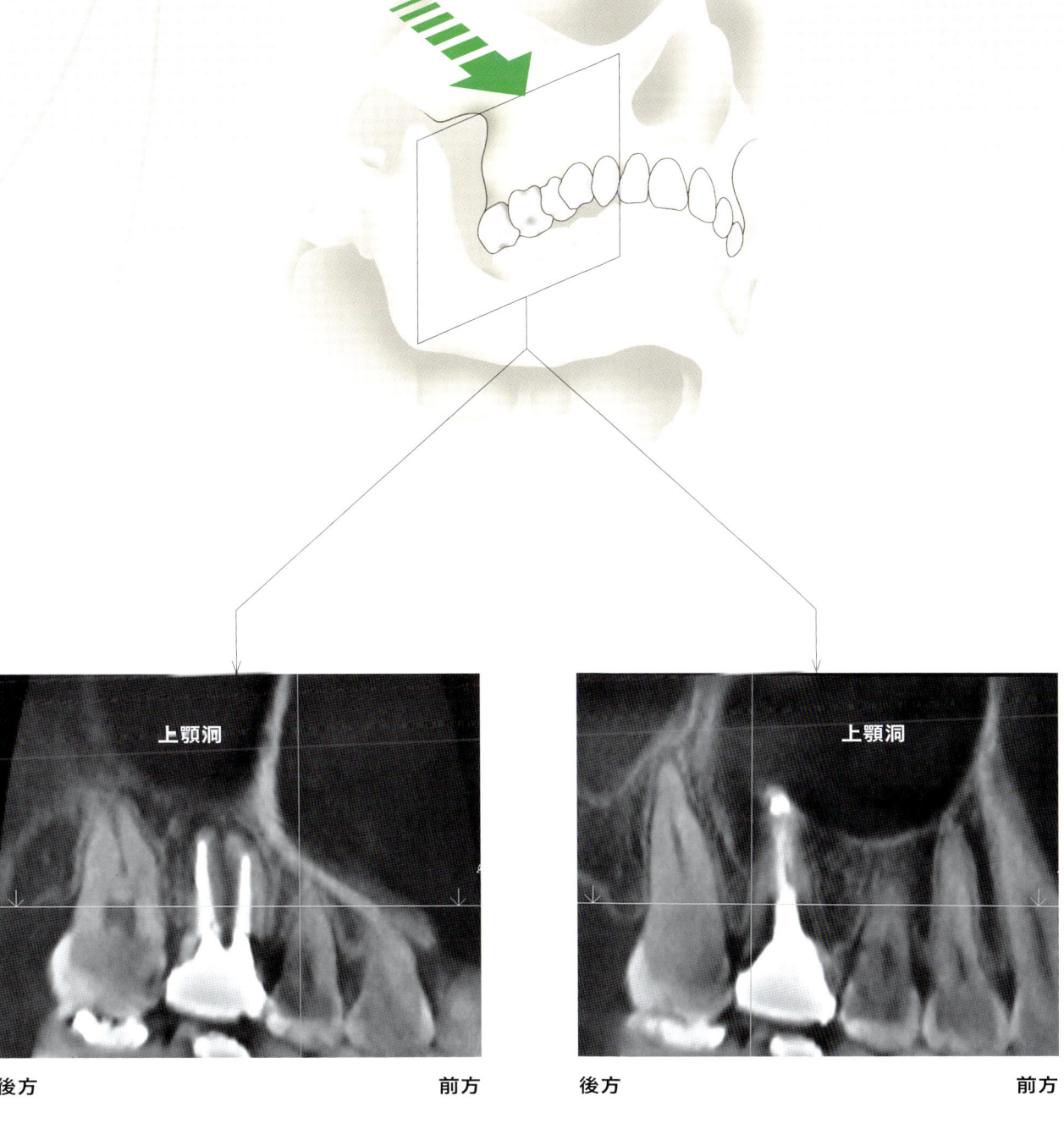

断層面の理解のために⑤

冠状断像（Coronal 画像）：上顎

☆真正面から見た断層像.

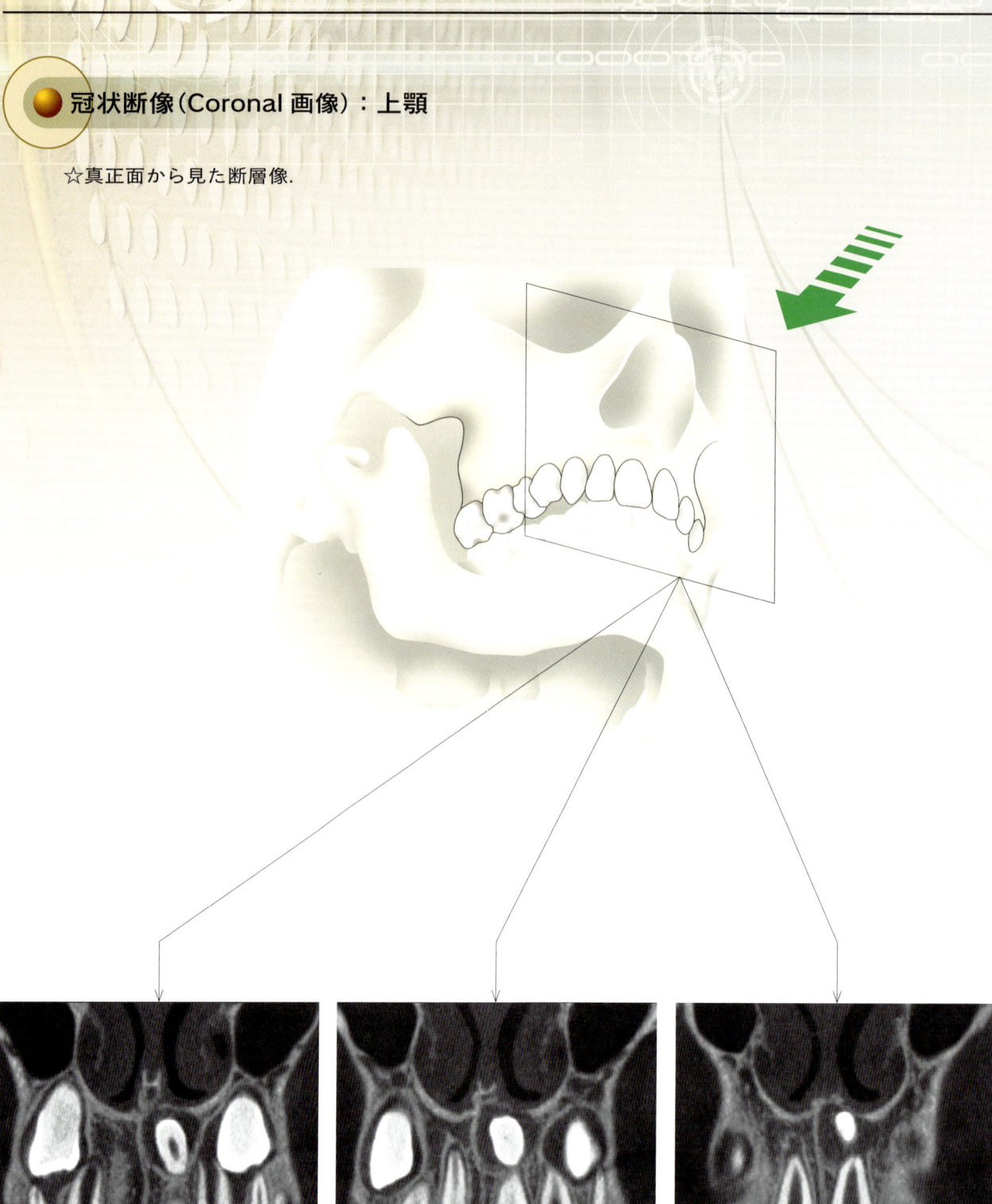

断層面の理解のために⑥

● 歯列平行断像（Parallel Section画像）：下顎

☆直線的ではなく，歯列に沿った弯曲した断層像.

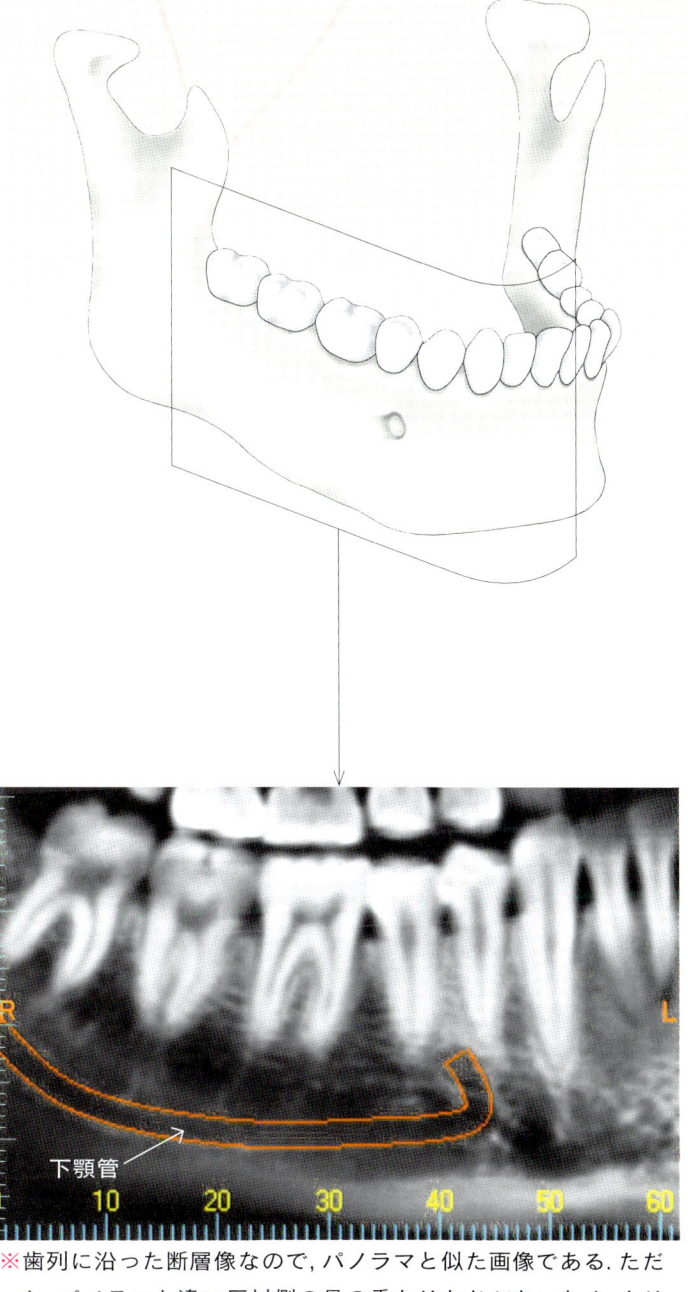

※歯列に沿った断層像なので，パノラマと似た画像である．ただし，パノラマと違い反対側の骨の重なりなどがないため，よりわかりやすい画像である．

断層面の理解のために⑦

● 歯列横断像（Cross Section 画像）：下顎

☆歯列平行断像に対して垂直な断層像で，頬舌的な所見に有効である．

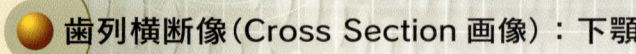

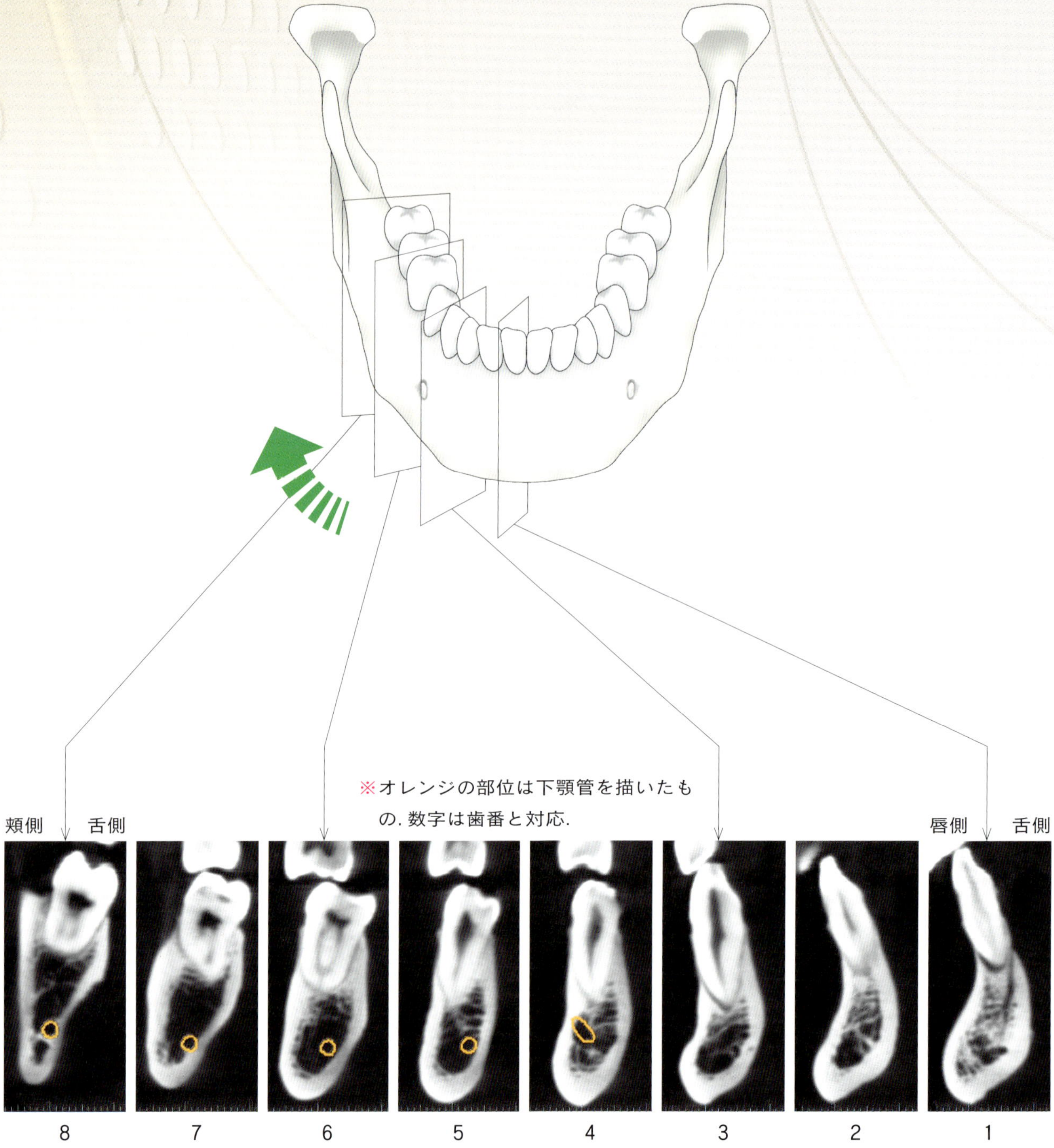

※オレンジの部位は下顎管を描いたもの．数字は歯番と対応．

頬側　舌側　　　　　　　　　　　　　　　　　　　　　　　　　　　唇側　舌側

8　　7　　6　　5　　4　　3　　2　　1

断層面の理解のために⑧

歯列横断像および歯列平行断像：上顎

☆前記⑥および⑦に同じ．

＜歯列横断像＞

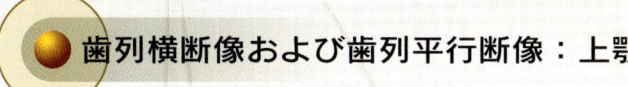

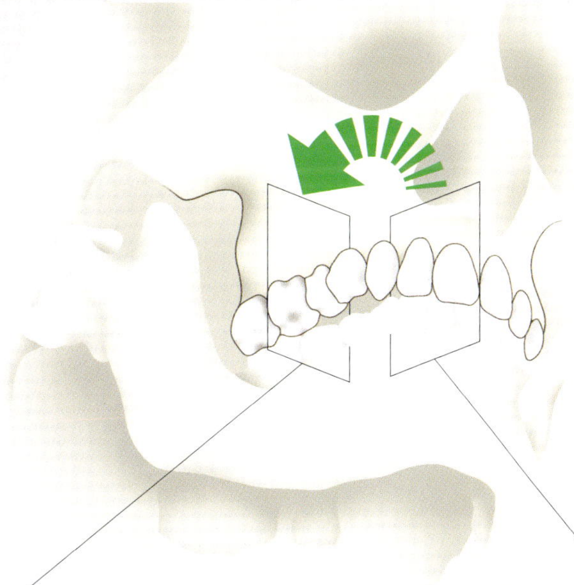

＜歯列平行断像＞

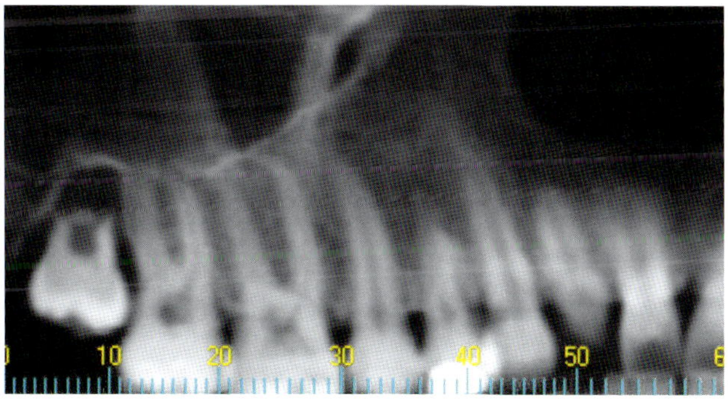

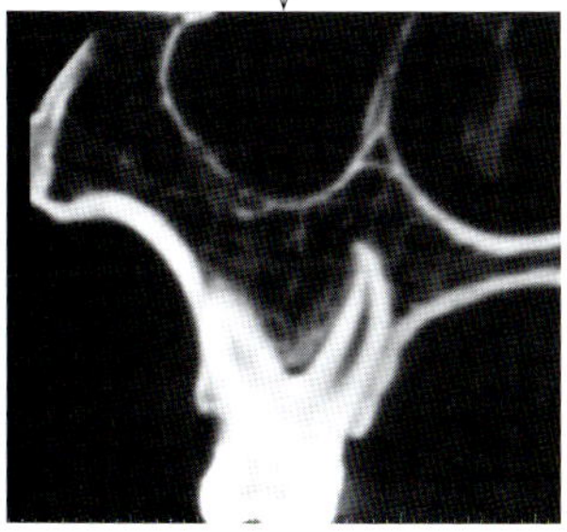

| 大臼歯 | 小臼歯 | 犬歯 | 前歯 |

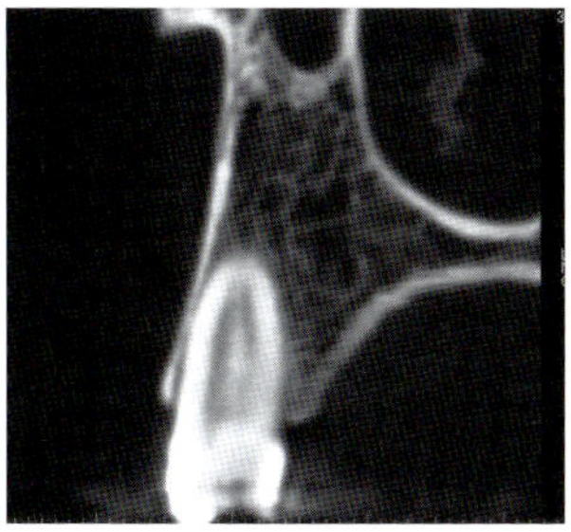

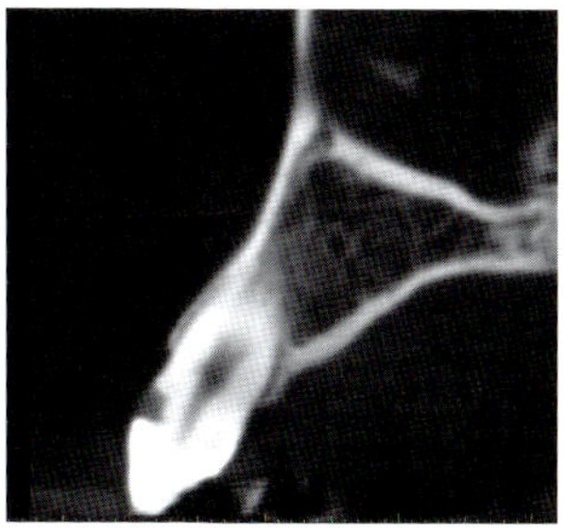

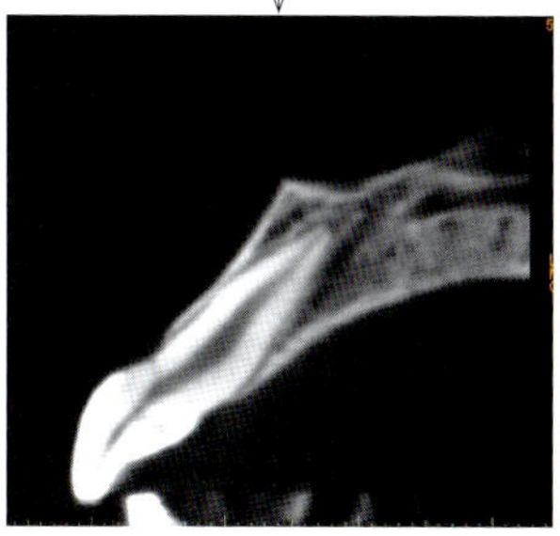

断層面の理解のために⑨

PCソフト：DICOMビューワとは

　CTにより三次元情報を得ることができるが，それらをフィルムなどで観察することは，一部の限られた情報しか見ていないことになる．

　より多くの情報を得るためには，DICOMビューワといわれるPCソフトを用いる方法がある．DICOM（ダイコム）とは，Digital Imaging and Communication in Medicineの頭文字で，医療デジタル画像・通信の世界的標準規格のことである．現在ほとんどの医療用デジタル機器はDICOMに対応している．

　CTの三次元情報は複数のDICOMファイルから成り立っており，これらをDICOMビューワに読み込ませることで，比較的簡単にMPR画像などを作ることが可能である．その後はPC上で画像を動かしたりしながら観察することができるため，三次元情報を無理なく把握でき，患者にも非常にわかりやすく説明できる．

　DICOMビューワには無償のものも多くあるので，一度試してみてはいかがだろうか．

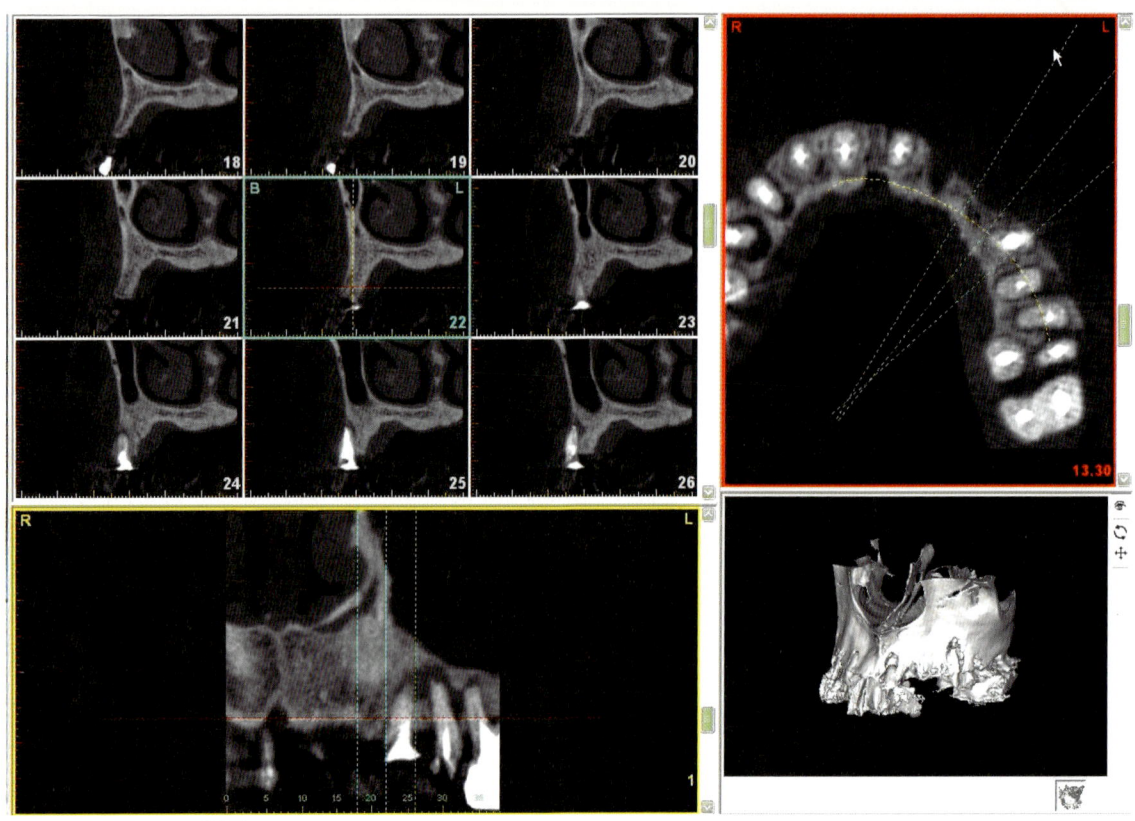

▲ SimPlant View の画面．

II
臨床編

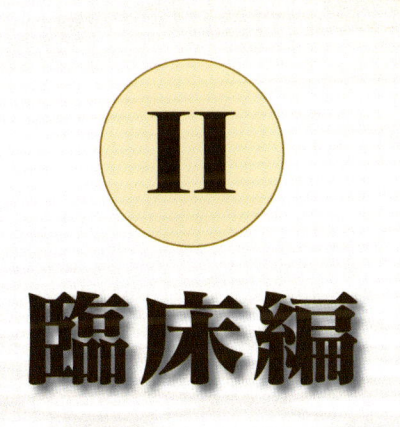

CASE 1 　埋伏智歯①：歯根形態異常

🟠 症例

　32歳，女性．8̄の炎症症状を繰り返すため，歯科医院で抜歯を試みるも動揺せず，抜歯困難のため中止，当科を紹介来院．

🟠 パノラマエックス線所見

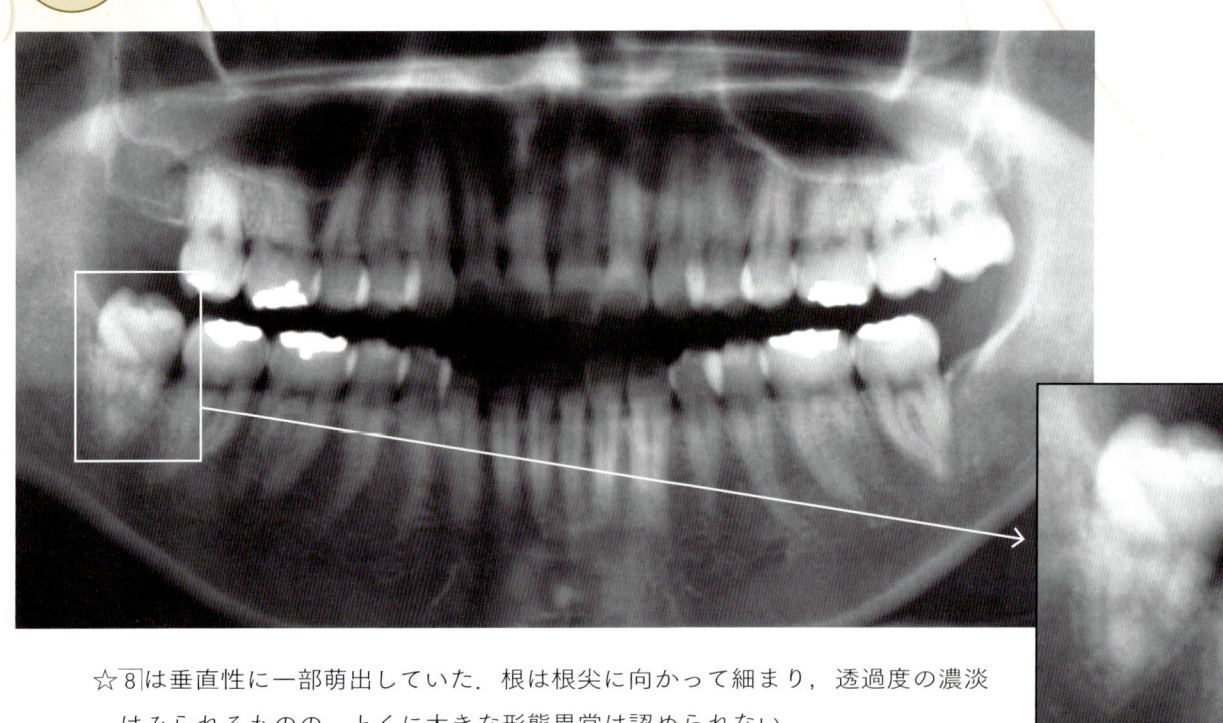

☆8̄は垂直性に一部萌出していた．根は根尖に向かって細まり，透過度の濃淡はみられるものの，とくに大きな形態異常は認められない．

🟠 臨床診断

　頬舌方向の歯根形態異常の疑い．⇒精査のためデンタルCTを撮影．

II 臨床編

デンタルCT所見

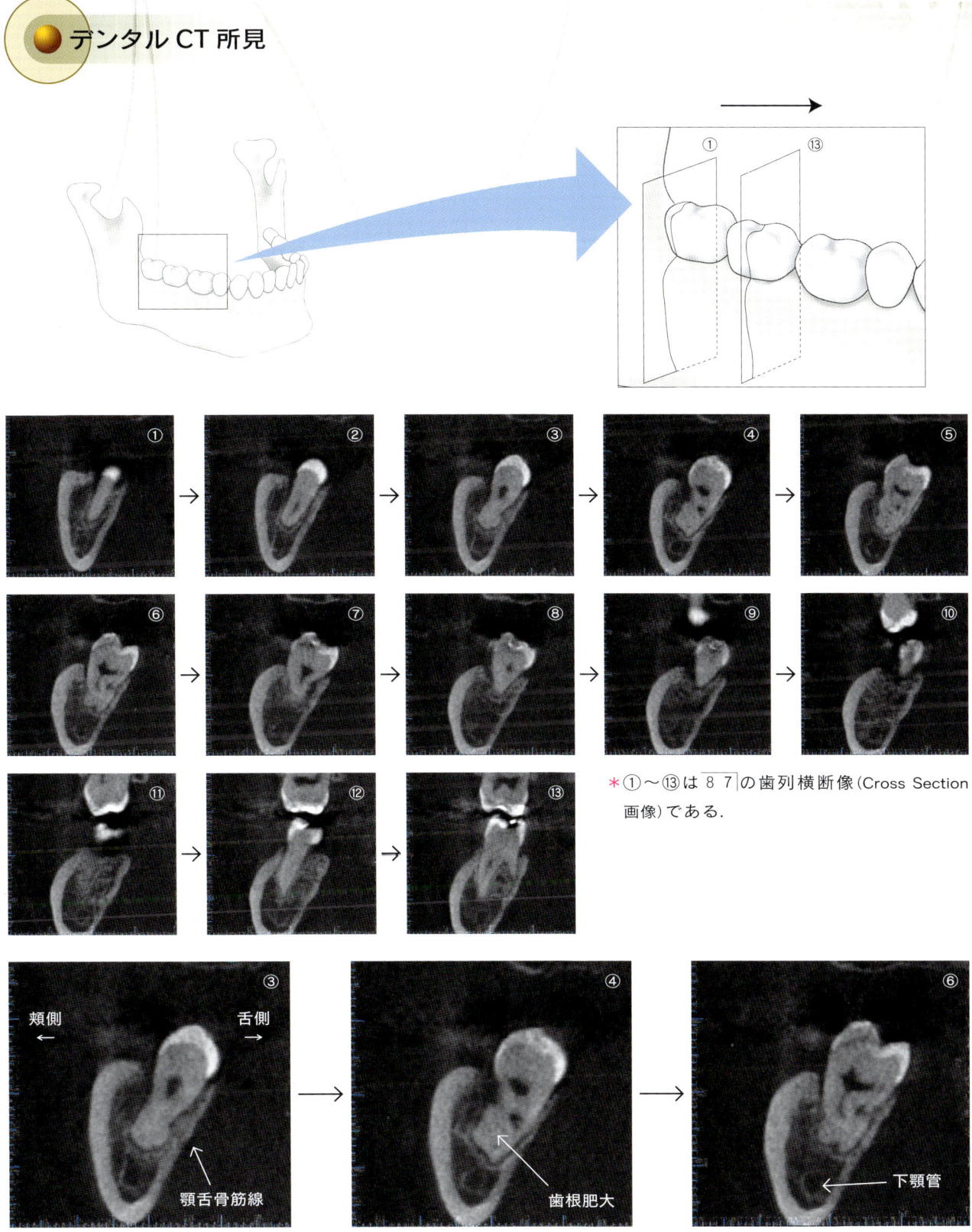

*①〜⑬は 8 7 の歯列横断像（Cross Section画像）である．

埋伏智歯①：歯根形態異常

デンタルCT所見

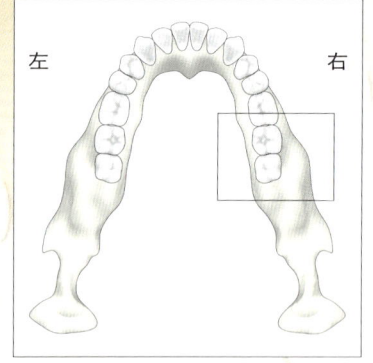
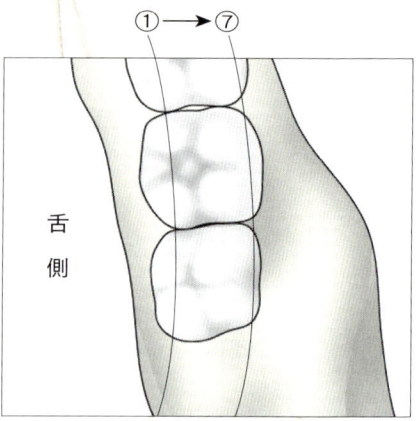

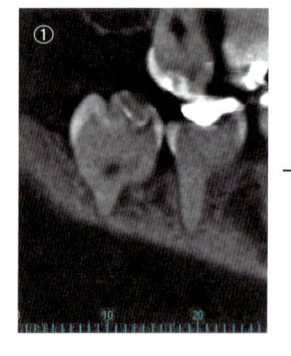
①

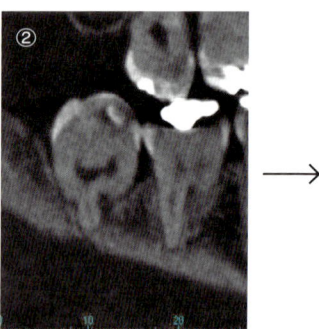
②

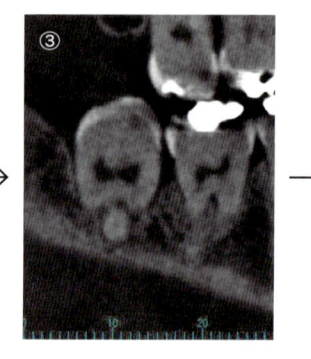
③

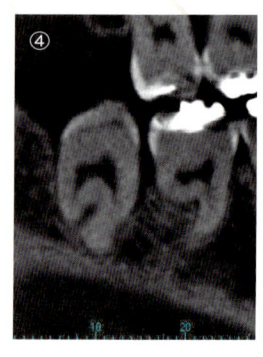
④

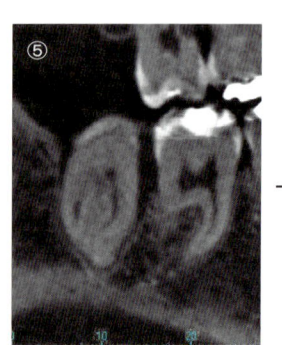
⑤

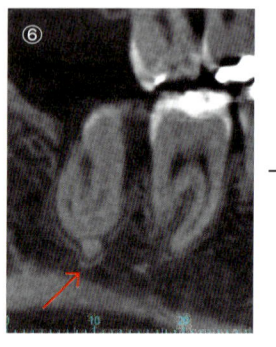
⑥

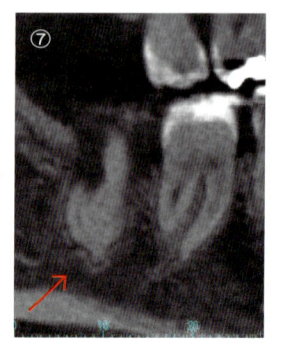
⑦

＊①〜⑦は 8 7 の歯列平行断像（Parallel Section 画像）である．

＊写真⑥，⑦の矢印は，彎曲した舌側根根尖を示す．

＜3D画像＞

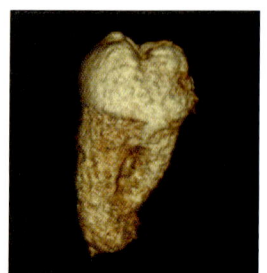

＜デンタルCT所見＞
☆ 8 の歯根は3根が絡み合っており，結果として根肥大が生じていると考えられる．
☆ 8 舌側根は長く，頬側へ彎曲していた．
☆歯槽骨との癒着は認められない．
☆下顎管と接している所見は認められない．

CASE 1

II　臨床編

● 処置および経過

　局所麻酔下で歯肉粘膜骨膜弁を形成した．垂直方向に萌出していたため頬側皮質骨を開削してヘーベルと抜歯鉗子を用いて抜歯を試みた．3根が絡んで根肥大の状態であったため，脱臼はしたがなかなか抜歯できなかった．

● デンタルCT所見のメリット

　一般のCTでは得られないデンタルCTならではの高精細画像により，$\overline{8|}$部3根の状態が把握できた．

☆「原因不明の症状」にも必ず原因が存在する

　本症例のように，パノラマエックス線写真（またはデンタルエックス線写真）では，根形態異常といえるほどの所見は認められない．また，非常に限局した骨吸収を生じている症例の場合などでは，通常のエックス線写真ではあたかも骨があるような画像となってしまうことがあるなど，診断ミスや治療の長期化を招きやすい．

　臨床でよく見られる「原因不明の症状」にも必ず原因が存在する．そして，そのうちの何割かは，デンタルCTを撮影することで原因が明らかとなる．いたずらに治療期間を延ばすことや，診断を誤ったまま治療をつづけることは，何より患者にとって大きな不利益となる．「おかしいな」と思ったら早めにデンタルCTを撮影することが，これからの臨床では不可欠となってくるであろう．

CASE 2 | 埋伏智歯②：歯根形態異常

● 症例

28歳，女性．8̲疼痛のため歯科医院を受診．抜歯を勧められ当科を紹介来院．

● パノラマエックス線所見

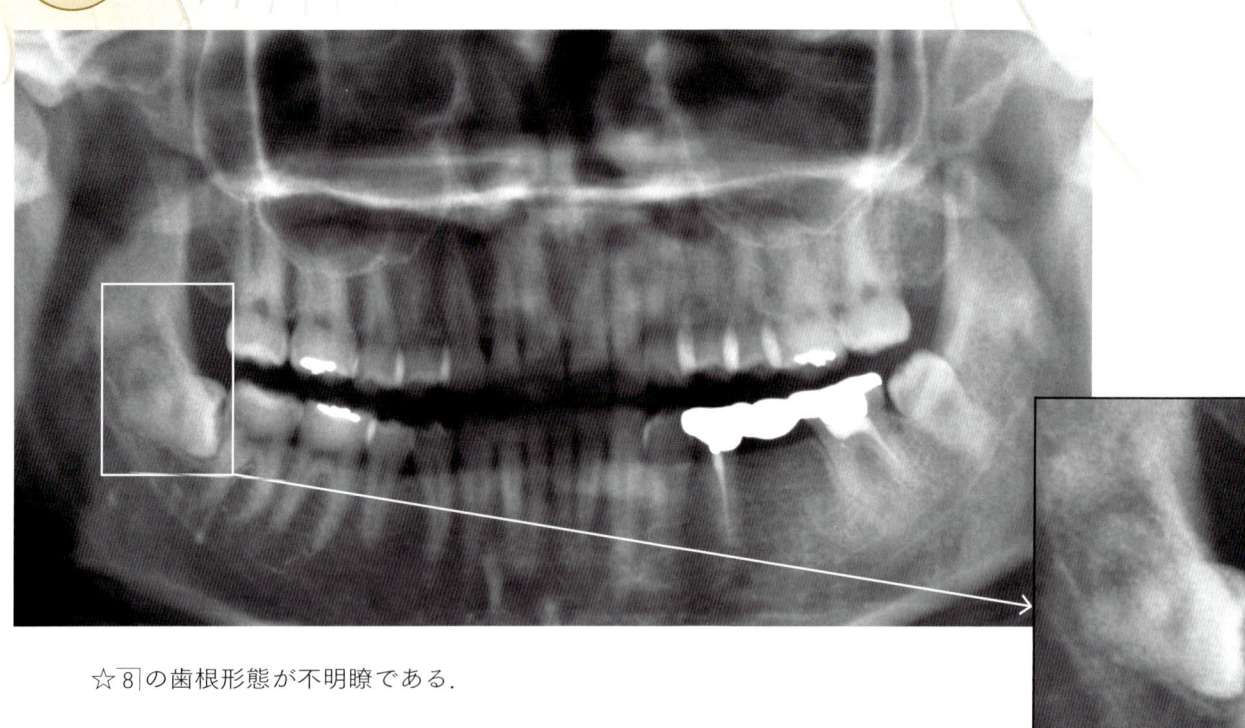

☆8̲の歯根形態が不明瞭である．

● 臨床診断

主訴は8̲であるが，パノラマエックス線写真にて8̲の歯根形態異常が認められた．8̲はいずれ抜歯の必要性があることを患者に説明した．8̲の歯根形態異常の疑い．⇒精査のためデンタル CT を撮影．

II 臨床編

●デンタルCT所見

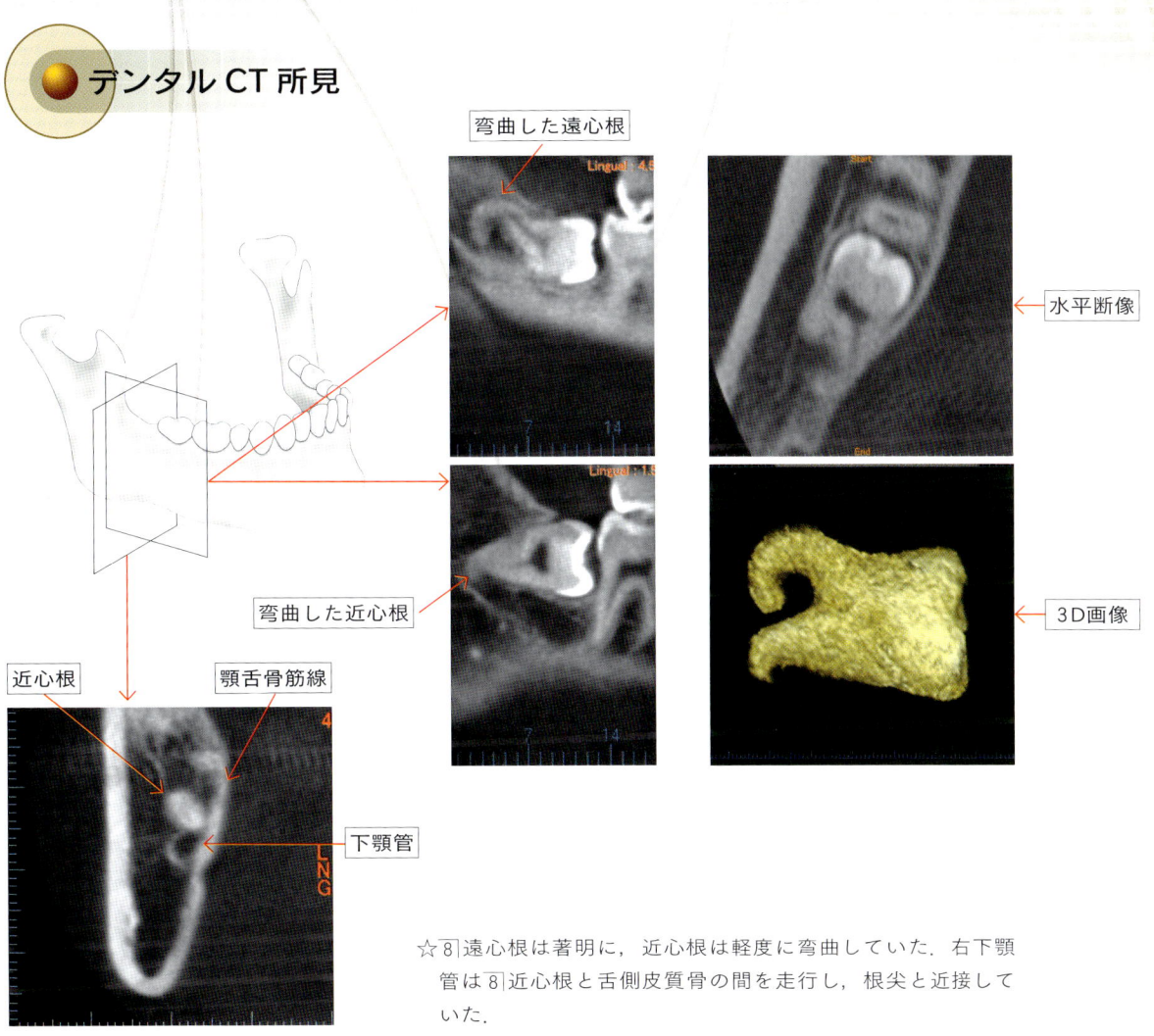

☆8⌋遠心根は著明に，近心根は軽度に弯曲していた．右下顎管は8⌋近心根と舌側皮質骨の間を走行し，根尖と近接していた．

●処置および経過

全身麻酔下で8⌋に歯肉粘膜骨膜弁を形成．CT所見のように頬側皮質骨は厚く，骨開削に時間を要した．遠心根は極度に弯曲していた．

●デンタルCT所見のメリット

デンタルCT所見により8⌋遠心根の弯曲および近心根と下顎管との近接を知り，処置前に備えることができた．

埋伏智歯②：歯根形態異常 | 25

CASE 3　埋伏智歯③：歯根形態異常

● 症例

32歳，女性．8̅歯肉腫脹および疼痛を主訴に当科を来院．

● パノラマエックス線所見

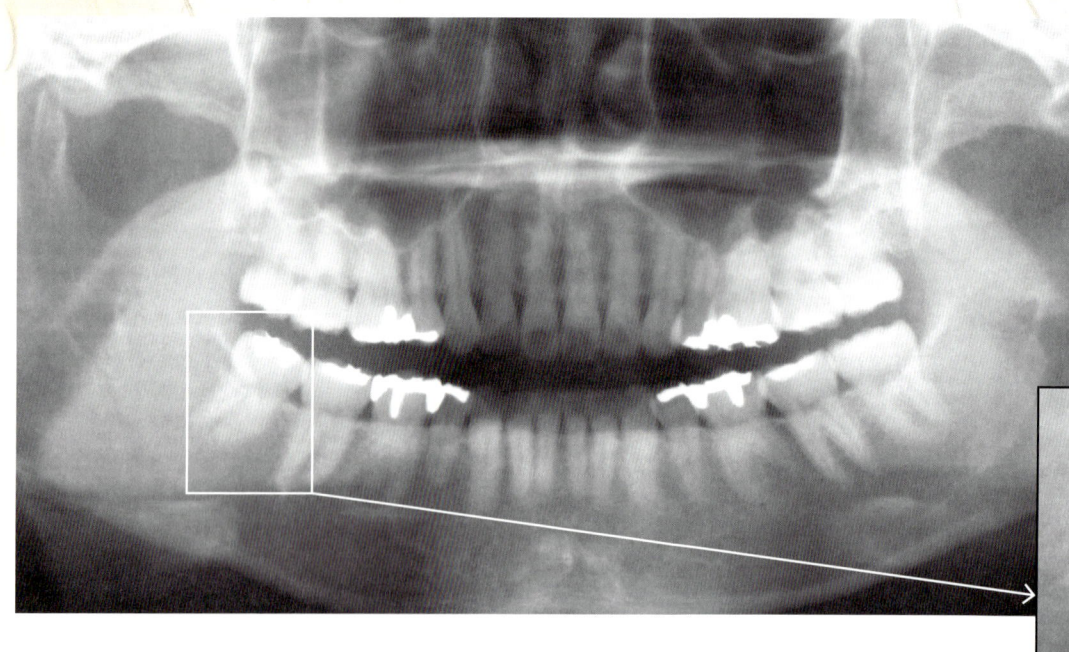

☆8̅の歯根形態異常が認められた．

● 臨床診断

8̅の歯根形態異常の疑い．⇒ 精査のためデンタルCTを撮影．

II　臨床編

●デンタルCT所見

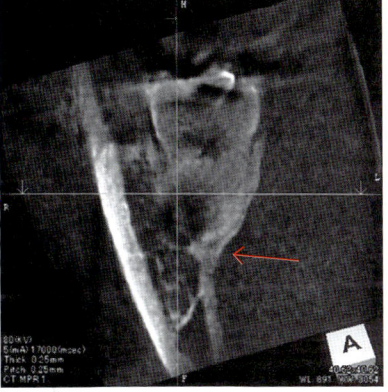
☆舌側根の弯曲がみられる（矢印）.

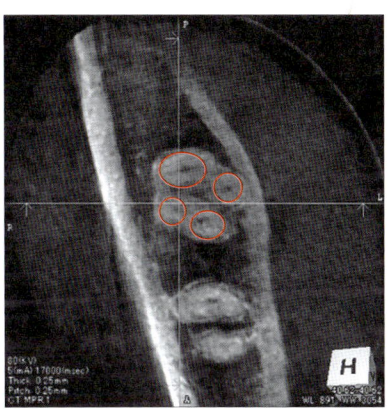
☆8̲は4根認められ，舌側根は弯曲していた（水平断像）.

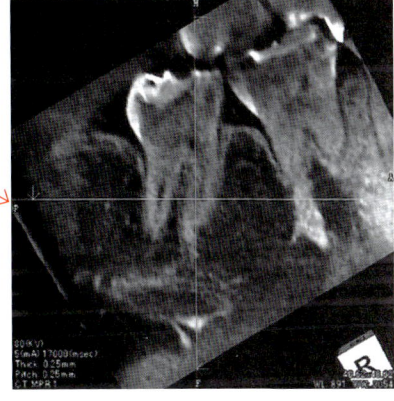
☆舌側2根.

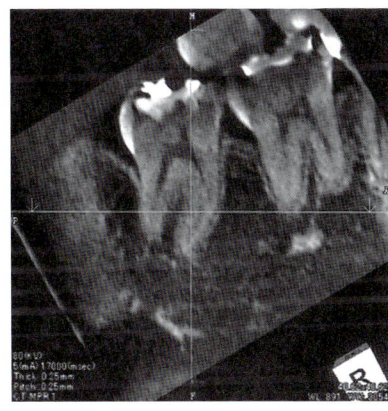
☆頬側2根.

●処置および経過

　局所麻酔下で8̲抜歯手術を行った．まず頬舌的に歯冠歯根を分割後，さらに近遠心的に分割してヘーベルにて抜歯を行った．歯根は細く弯曲していた．

●デンタルCT所見のメリット

　デンタルCT所見により，術前に8̲が4根であることがわかった．まず4根を分割することでスムーズに処置できた．

埋伏智歯③：歯根形態異常　｜　27

CASE 4 | 埋伏智歯④：歯根形態異常

症例

　　37歳，女性．8̄|智歯周囲炎のため歯科医院にて膿瘍切開の処置を受け，当科を紹介来院．8̄ 7̄|に炎症症状なし．

パノラマエックス線所見

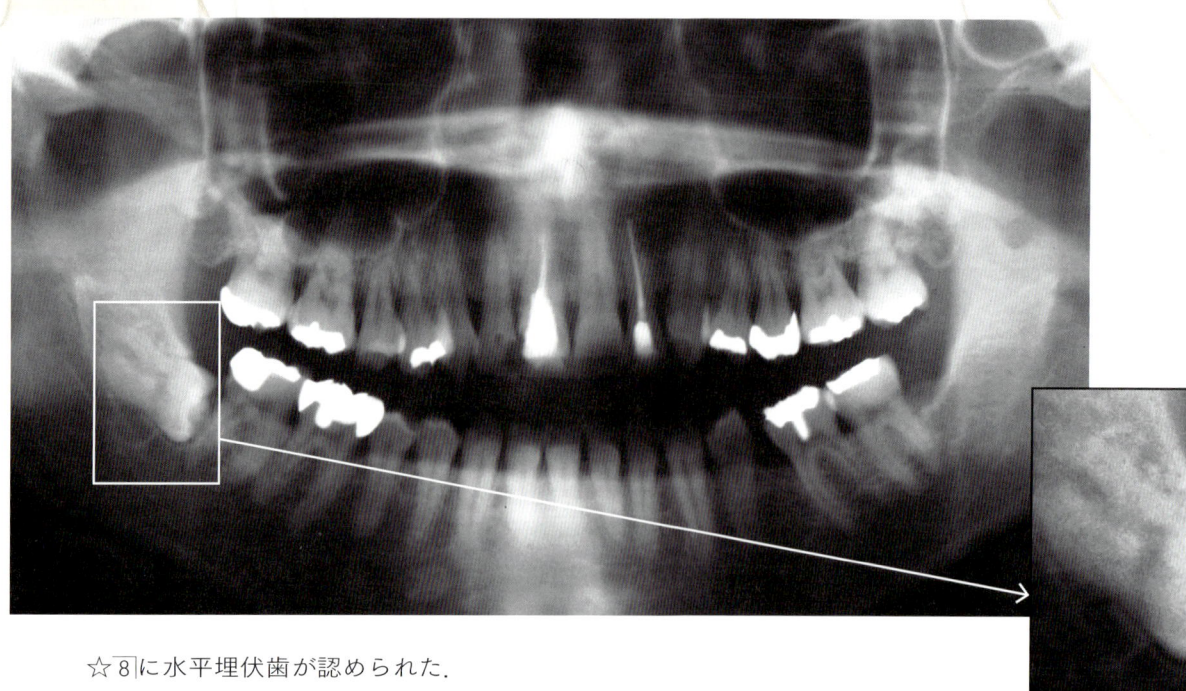

☆8̄|に水平埋伏歯が認められた．

臨床診断

　　8̄|智歯周囲炎の疑い．8̄|と下顎管との位置関係，7̄|歯根吸収の有無は不明．⇒ 精査のためデンタル CT を撮影．

II 臨床編

● デンタルCT所見

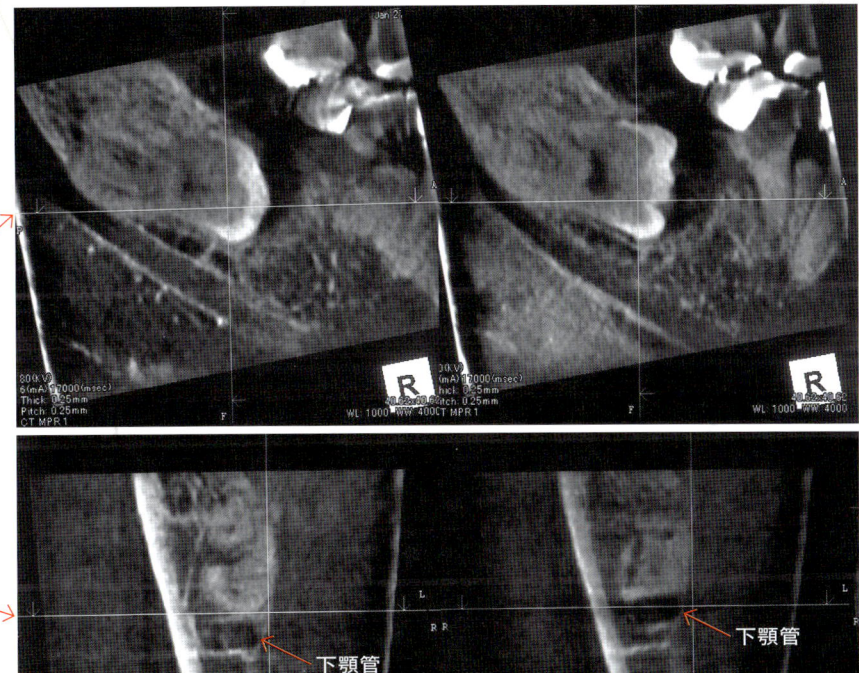
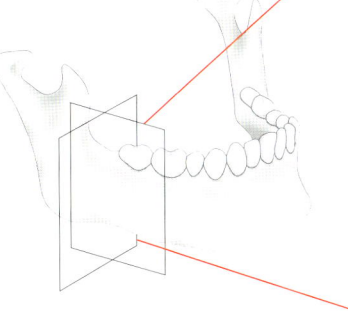

☆下顎管は8|直下を走行しており，8|歯根と接していた（矢印）．7|歯根吸収は認めなかった．

● 処置および経過

7|は保存不能と診断し，局所麻酔下で抜歯．8|部は歯冠分割を行い，歯冠に肉芽組織を付着した状態で抜歯した．病理組織学的検査の結果は智歯周囲炎であった．下顎管には接していたが，術後に知覚異常は認められなかった．

● デンタルCT所見のメリット

デンタルCT所見により，8|歯根と下顎管の位置関係が明らかとなった．

埋伏智歯④：歯根形態異常

CASE 5　埋伏智歯⑤：隣在歯の歯根吸収

症例

38歳，男性．7┘の遠心に食片圧入し，不快感のため歯科医院を受診．抜歯を勧められ当科を紹介来院．8 7┘炎症症状なし．7┘疼痛なし．

パノラマエックス線所見

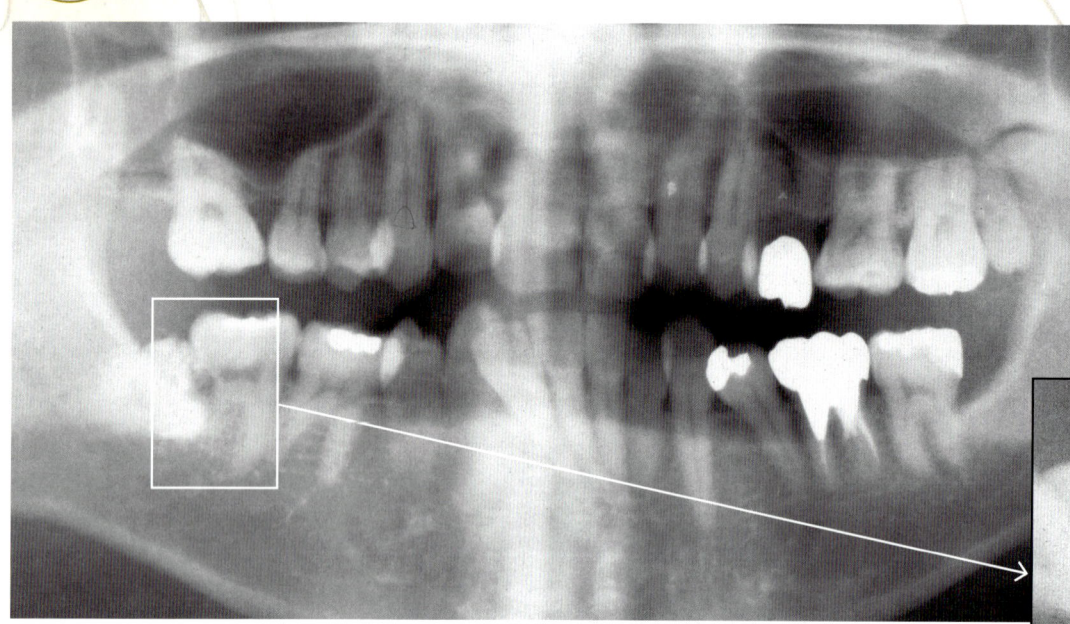

☆8┘が7┘の遠心と重なっており，7┘遠心根の吸収が認められた．

臨床診断

8┘による7┘遠心根吸収の疑い．⇒ 精査のためデンタルCTを撮影．

II 臨床編

● デンタル CT 所見

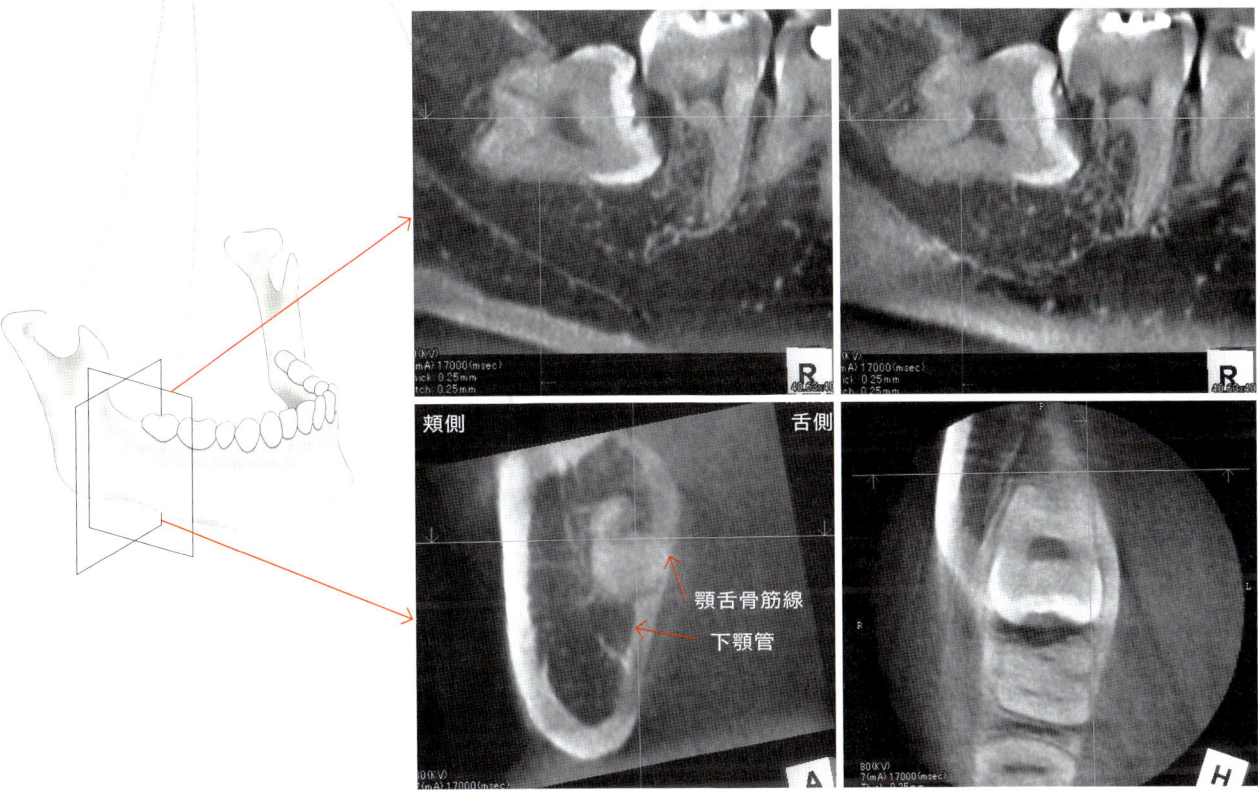

☆下顎管は 8̲ 根尖と接しながら 8̲ 直下を走行しているが，下方への圧接，変形は認められない． 7̲ 遠心根は著明に吸収されていた． 8̲ 遠心根は不自然に短いが，吸収されたものかは不明である．

● 処置および経過

局所麻酔下で 8̲7̲ 部の歯肉粘膜骨膜弁を形成．まず 7̲ を抜歯．遠心根は吸収されていたが露髄は見られず，来院するまで 7̲ の疼痛は発生していない．つぎに 8̲ を抜歯したところ舌側根の一部が付いた状態で顎舌骨筋が露出した．下歯槽神経が 1 cm ほど露出したが，術後に知覚異常もなく良好な経過をたどった．

● デンタル CT 所見のメリット

CT 所見により 7̲ 保存不可の術前診断が確定し， 8̲7̲ 同時抜歯の治療方針が決定した．

埋伏智歯⑤：隣在歯の歯根吸収

CASE 6　埋伏智歯⑥：知覚麻痺

症例

46歳，男性．8｜の疼痛のため歯科医院を受診．下唇がしびれてきたため当科を紹介来院．

パノラマエックス線所見

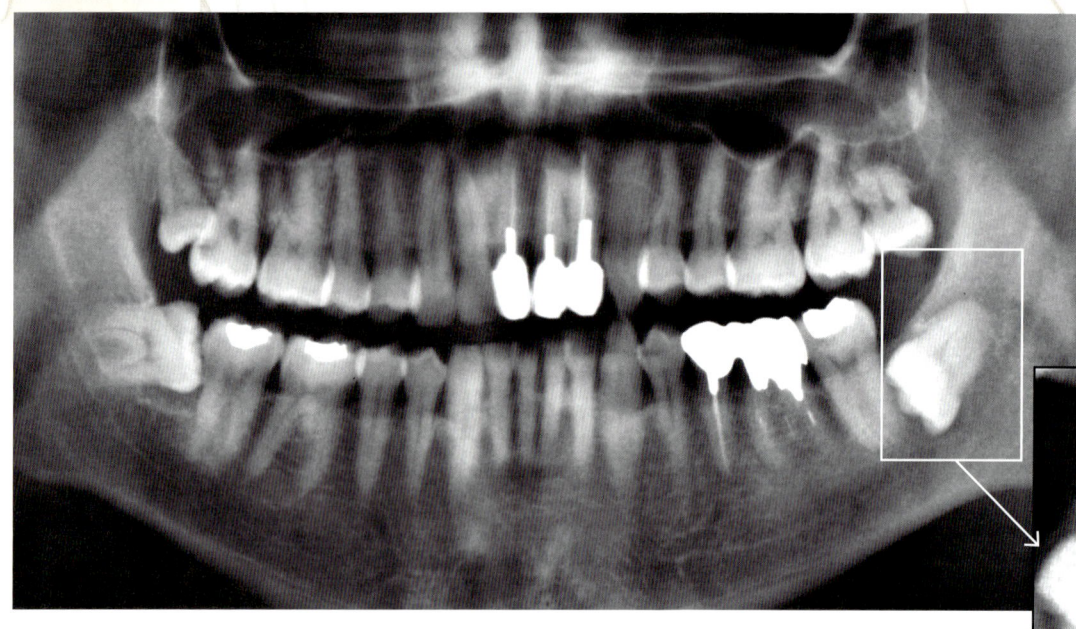

☆下顎管は｜8埋伏歯により圧迫されているように見えるが，頰舌的位置関係は不明．

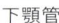
下顎管

臨床診断

｜8埋伏歯による下歯槽神経圧迫の疑い．⇒ 精査のためデンタルCTを撮影．

II 臨床編

●デンタルCT所見

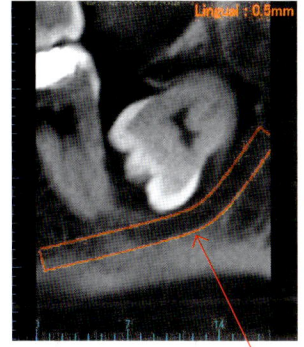
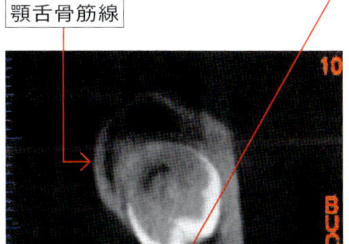
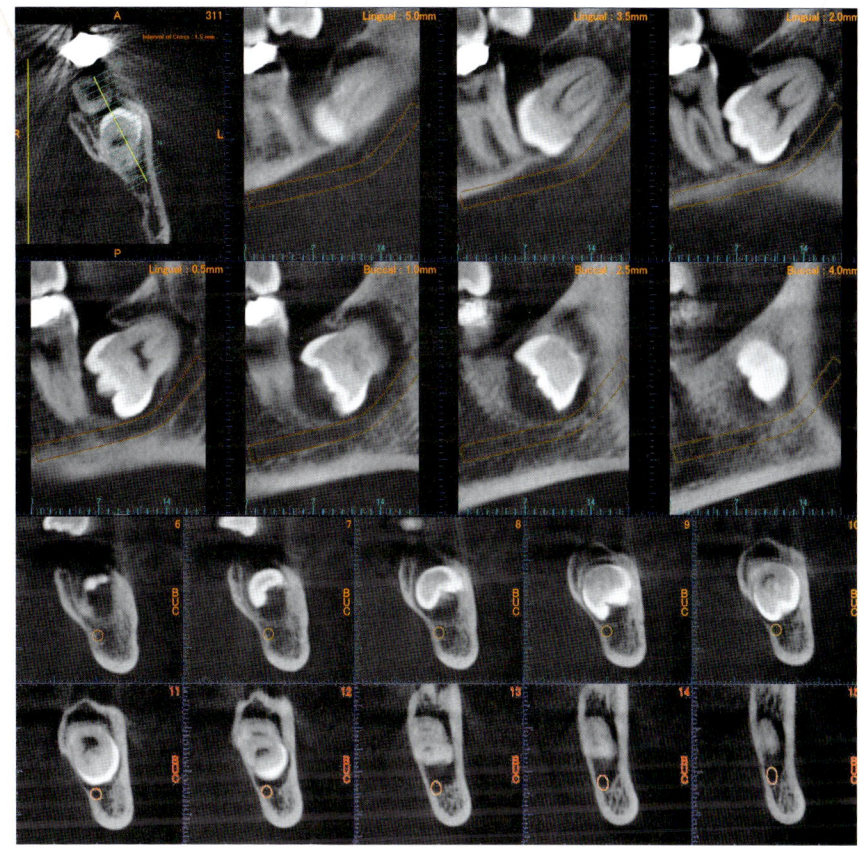

☆|8は歯冠周囲にエックス線透過像を伴った状態で水平に埋伏していた．左下顎管は|8歯冠およびこのエックス線透過像と接しており，下方に圧迫されている所見が認められた．|7の歯根吸収像は認められなかった．

●処置および経過

局所麻酔下で|8を歯冠分割後に抜歯した．歯冠周囲に認められる囊胞様の肉芽組織は，病理組織学的には異物侵入による肉芽腫であった．術後3週間ほどで下唇のしびれは改善された．

●デンタルCT所見のメリット

デンタルCT所見により，下顎管が下方に圧迫されているのがわかった．

CASE 7 偶発症①：後出血

症例

　25歳，男性．歯科医院にて午前11時に 8̅| 抜歯手術を終了し，一時帰宅．午後2時ごろより 8̅| から出血があり再度受診．止血処置ができないとのことで午後3時30分ごろ当科を紹介来院．8̅| 抜歯窩から動脈性の出血．局所麻酔下で後方歯肉を電気凝固したところ抜歯窩に歯根の一部を確認．局所止血剤で圧迫止血を行い抜歯を試みるも動脈性の出血が多く，後日精査してから再度抜歯を行うことになった．

パノラマエックス線所見

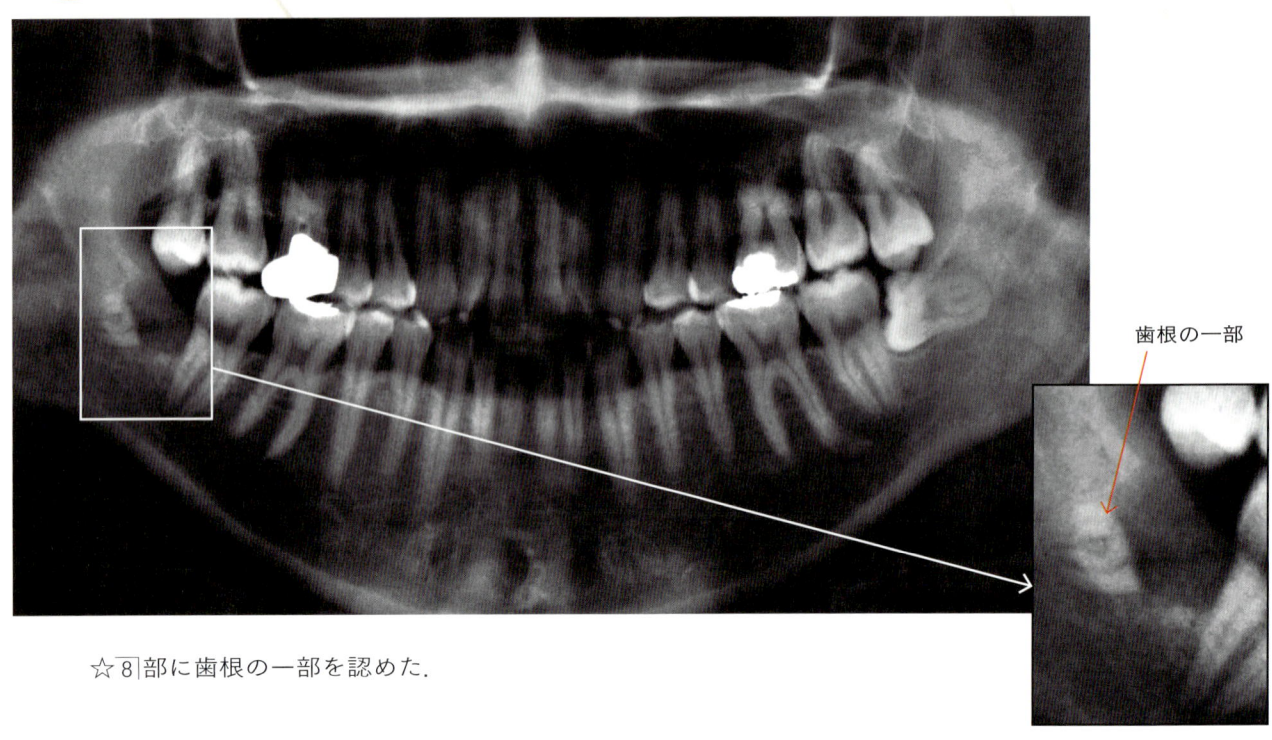

歯根の一部

☆ 8̅| 部に歯根の一部を認めた．

臨床診断

　歯根の一部と下顎管との位置関係は不明．⇒精査のためデンタルCTを撮影．

II　臨床編

● デンタル CT 所見

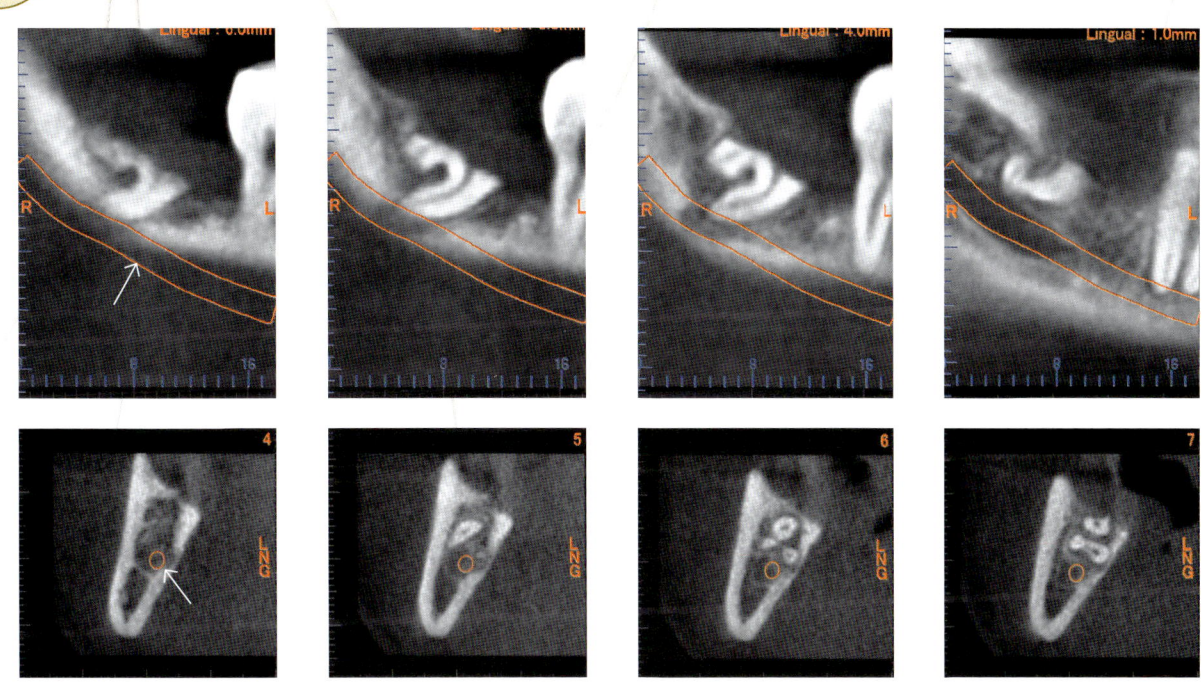

☆下顎管（矢印）と 8| 近心根の明らかな接触は認められない．

● 処置および経過

　デンタル CT 所見では，8| 近心根の下顎管への明らかな穿孔は認められなかった．しかし，後出血処置の際，ヘーベルで抜歯操作を試みたときに動脈性の出血を認めたことから，やはり穿孔していたと考えるべきであろう．8 か月経過した現在，患者は出血が怖くてまだ抜歯する気持ちにならないとのことで経過観察中である．

● デンタル CT 所見のメリット

　下顎管への明らかな穿孔所見は認められなかったが，近心根との近接状態，および近心根が 2 根あり，抜歯の際に分割する可能性が示唆された．

偶発症①：後出血　35

CASE 8 | 偶発症②：歯根迷入

症例

43歳，男性．歯科医院にて⌈8 抜歯手術を施行中に歯根が口腔底に迷入したため抜歯中止．患者の都合で約2か月後に当科を紹介来院．

パノラマおよびデンタルエックス線所見

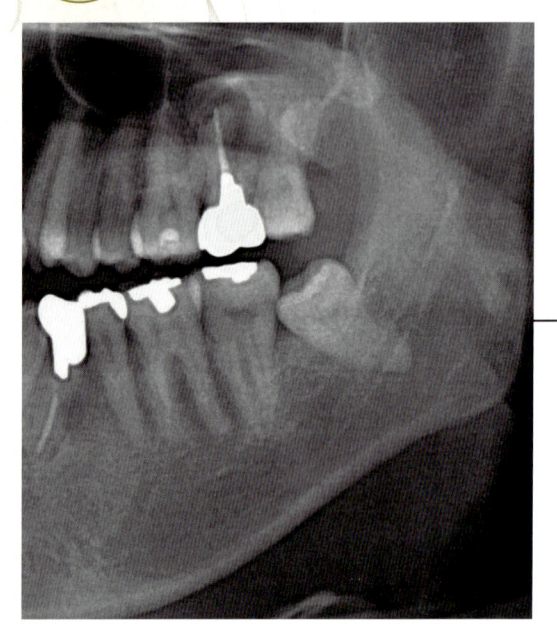

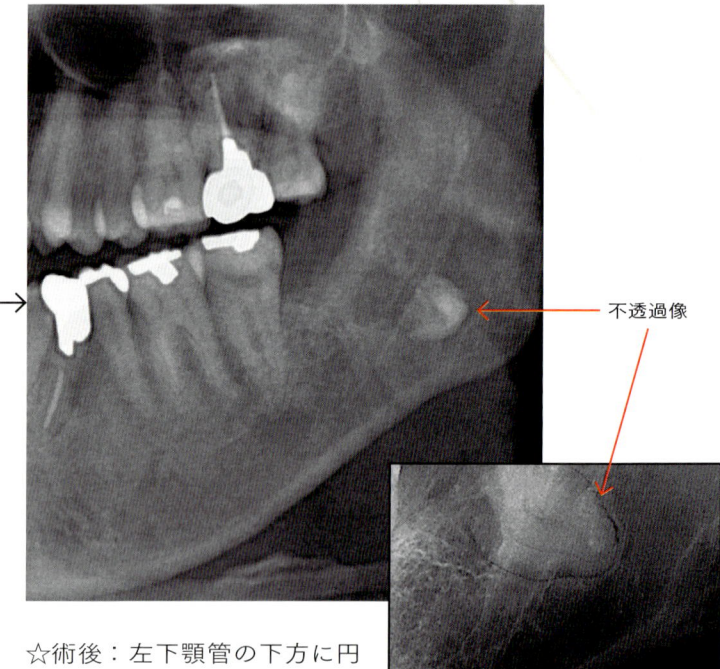

☆術前．

☆術後：左下顎管の下方に円形の不透過像が認められた．

不透過像

デンタルエックス線写真

臨床診断

迷入した⌈8歯根の位置は不明．⇒ 精査のためデンタル CT を撮影．

II 臨床編

● デンタルCT所見

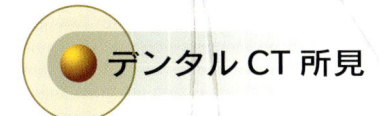

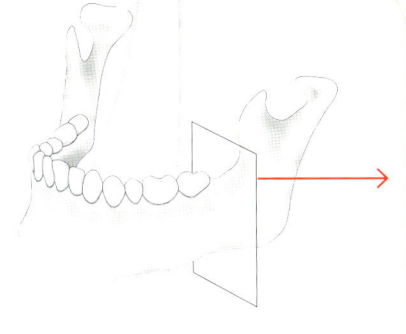

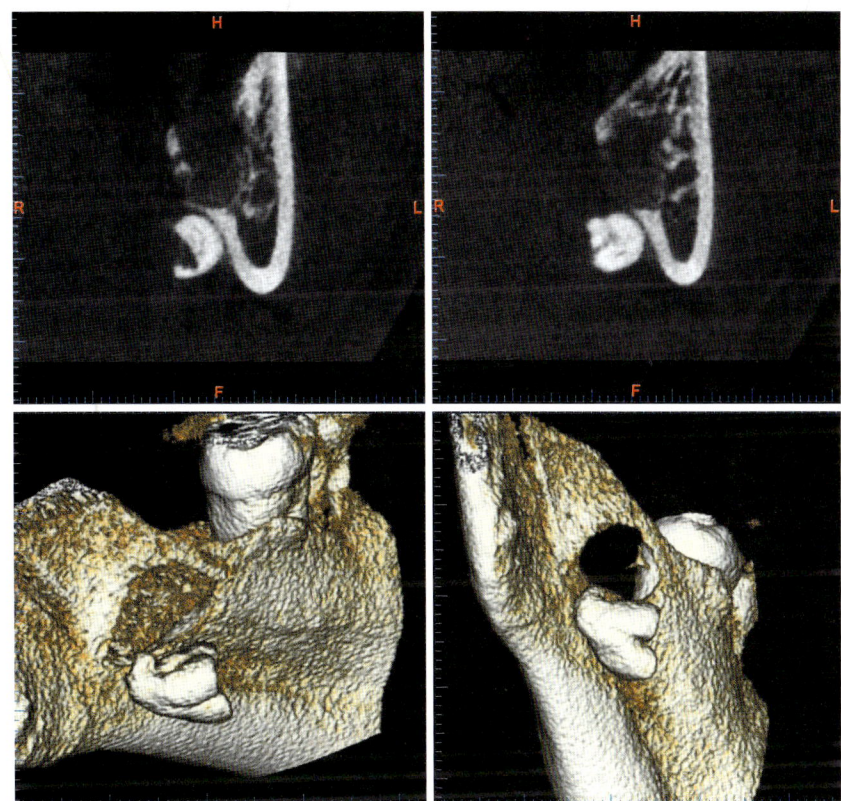

☆|8歯根は舌側皮質骨を突き破っていた．|8歯根の弯曲が認められた．

● 処置および経過

デンタルCT所見によれば|8舌側皮質骨の一部が破壊されており，歯根が骨膜と顎舌骨筋の間に存在しているものと考えられる．迷入している位置が深いので，全身麻酔下での手術が必要であることを説明．一応の同意を得るも，患者の都合により経過観察中である．

● デンタルCT所見のメリット

デンタルCT所見により，|8歯根が歯槽骨外に位置していることが確認できた．

CASE 9　埋伏歯①（7̄）

● 症例

18歳，女性．7̄の含歯性嚢胞の疑いで精査のため当科を紹介来院．自覚症状なし．
7̄相当部の歯肉は触診にて波動は触れない．

● パノラマエックス線所見

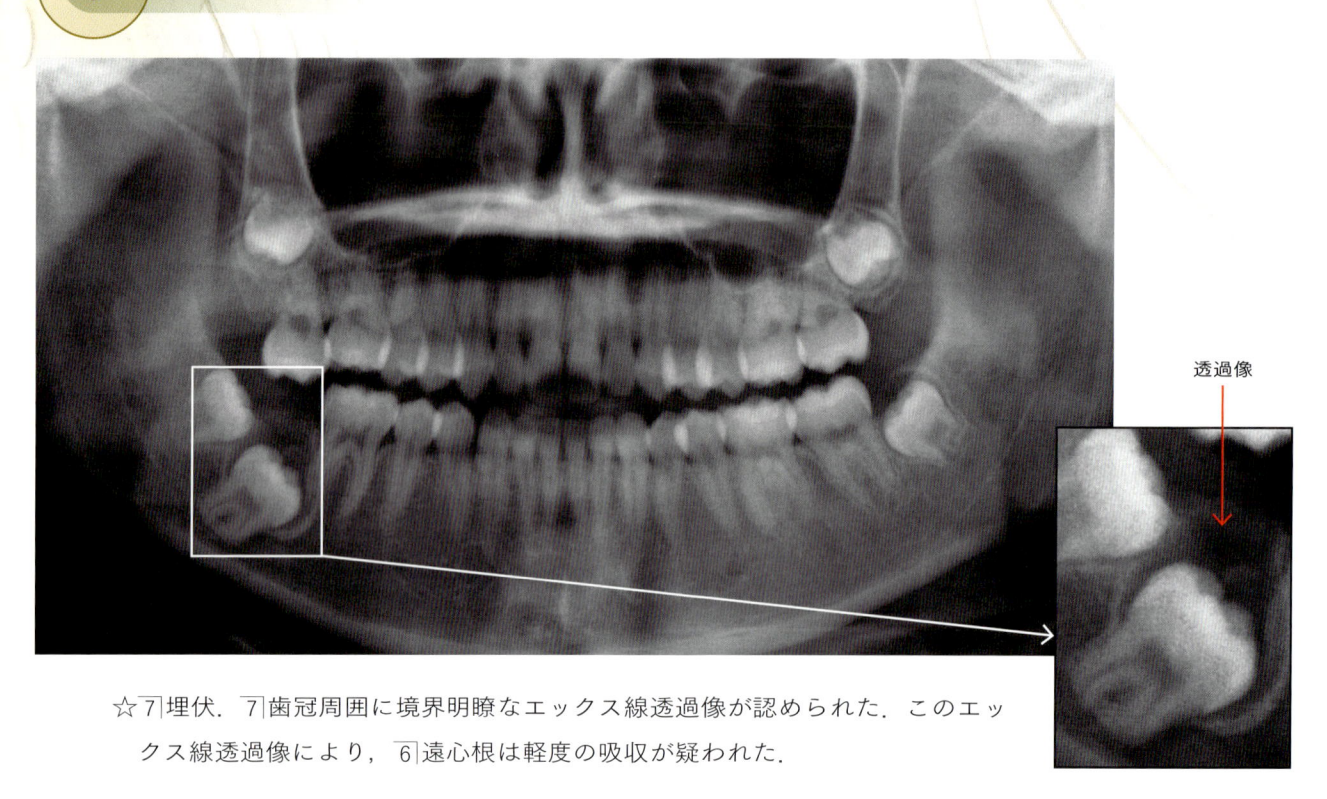

透過像

☆7̄埋伏．7̄歯冠周囲に境界明瞭なエックス線透過像が認められた．このエックス線透過像により，6̄遠心根は軽度の吸収が疑われた．

● 臨床診断

抜歯あるいは開窓・牽引に際し，下顎管との位置関係が不明．⇒ 精査のためデンタルCTを撮影．

II　臨床編

● デンタルCT所見

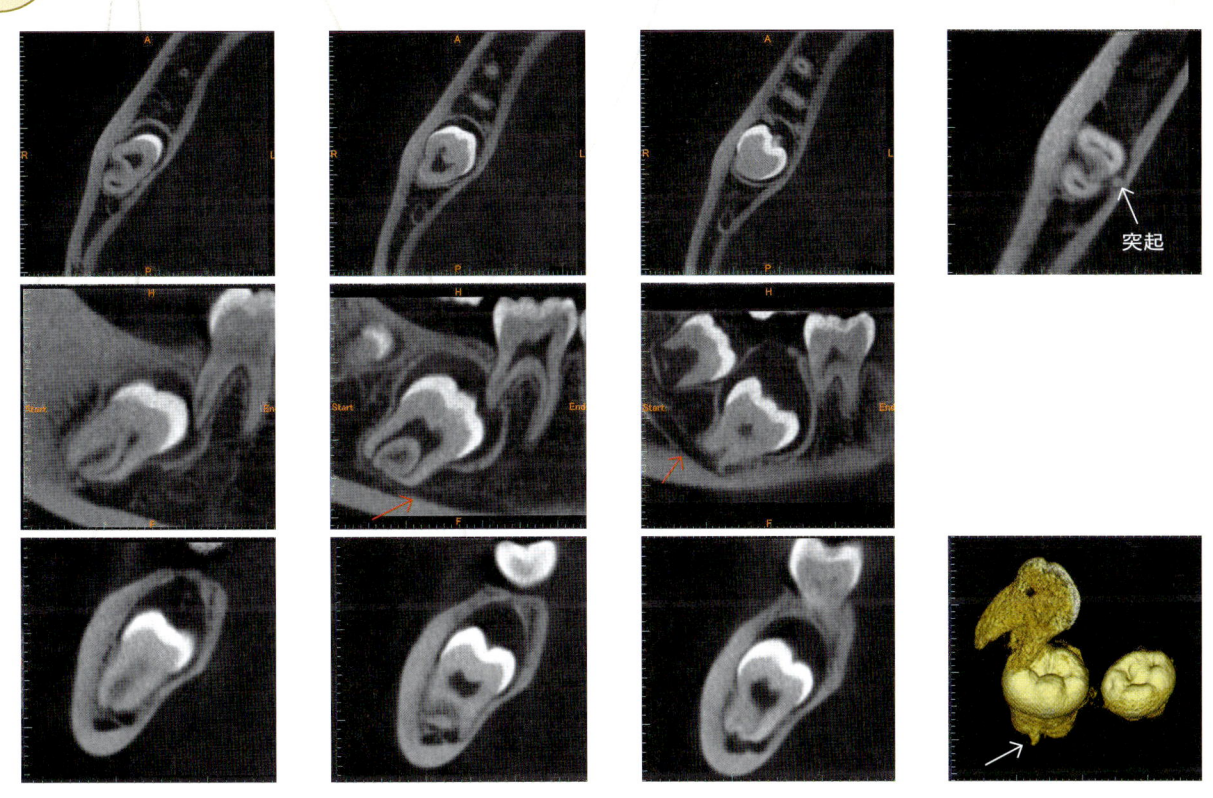

☆埋伏7┐により下顎管は圧迫，変形され偏位していた（赤矢印）．7┐歯根に突起状の構造物が認められた（白矢印）．7┐近心根は弯曲しており，分岐部の歯槽骨を抱えるような形態を呈していた．突起により7┐が萌出できなくなり，それにより近心根が弯曲したものと推測された．埋伏7┐による6┐遠心根吸収が認められた．明らかなアンキローシスの所見は認めない．

● 処置および経過

左下顎部濾胞性歯囊胞の診断で，生検の結果，病理組織学的には歯囊であった．開窓を行ったが歯は動かず，矯正学的に治療を行うことになった．

● デンタルCT所見のメリット

開窓後2か月しても7┐は萌出しなかった．CT所見により歯根弯曲や突起が原因と考えられた．

埋伏歯①（7┐）　39

CASE 10 | 埋伏歯②(5|)

● 症例

13歳，男性．E|が晩期残存し 5|が萌出遅延していたため，5|の状態を精査のため当科を紹介来院．

● パノラマエックス線所見

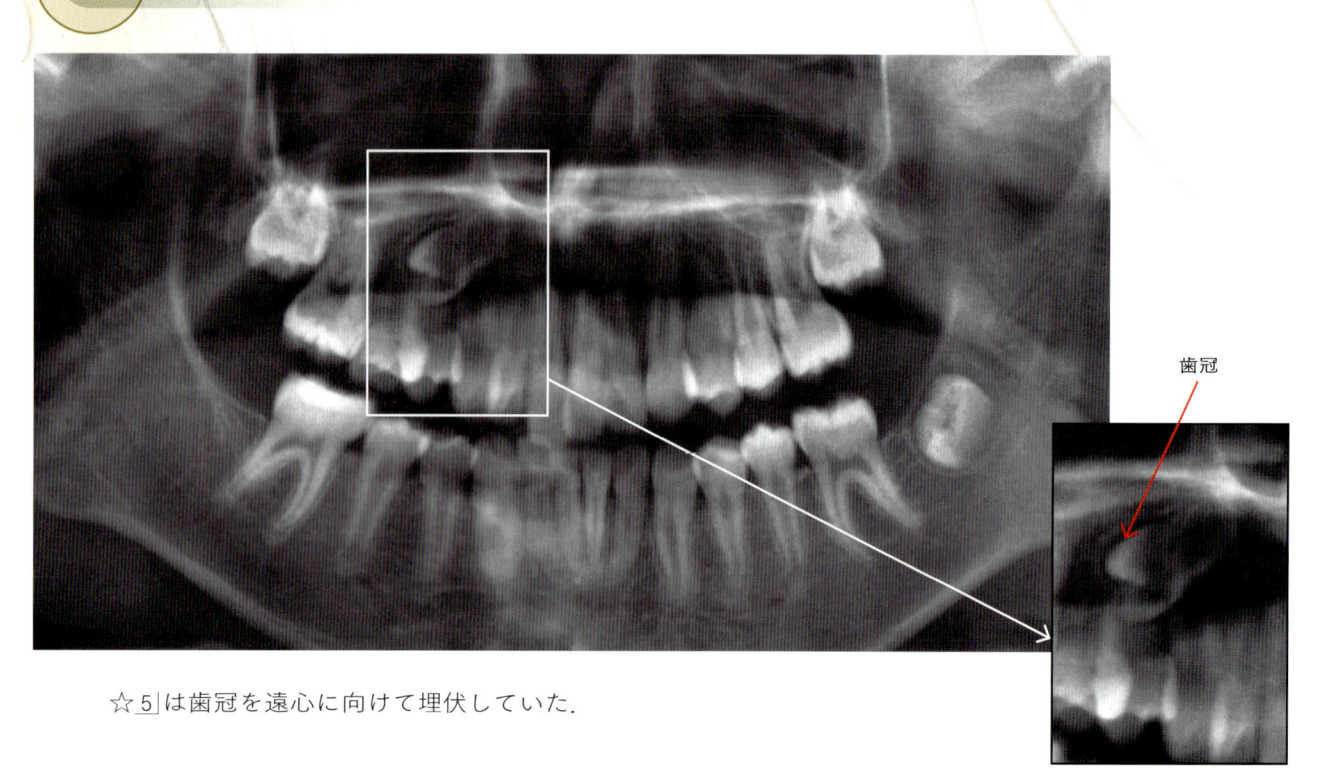

歯冠

☆5|は歯冠を遠心に向けて埋伏していた．

● 臨床診断

5|の位置関係および隣在歯の歯根吸収は不明．⇒ 精査のためデンタルCTを撮影．

II 臨床編

● デンタルCT所見

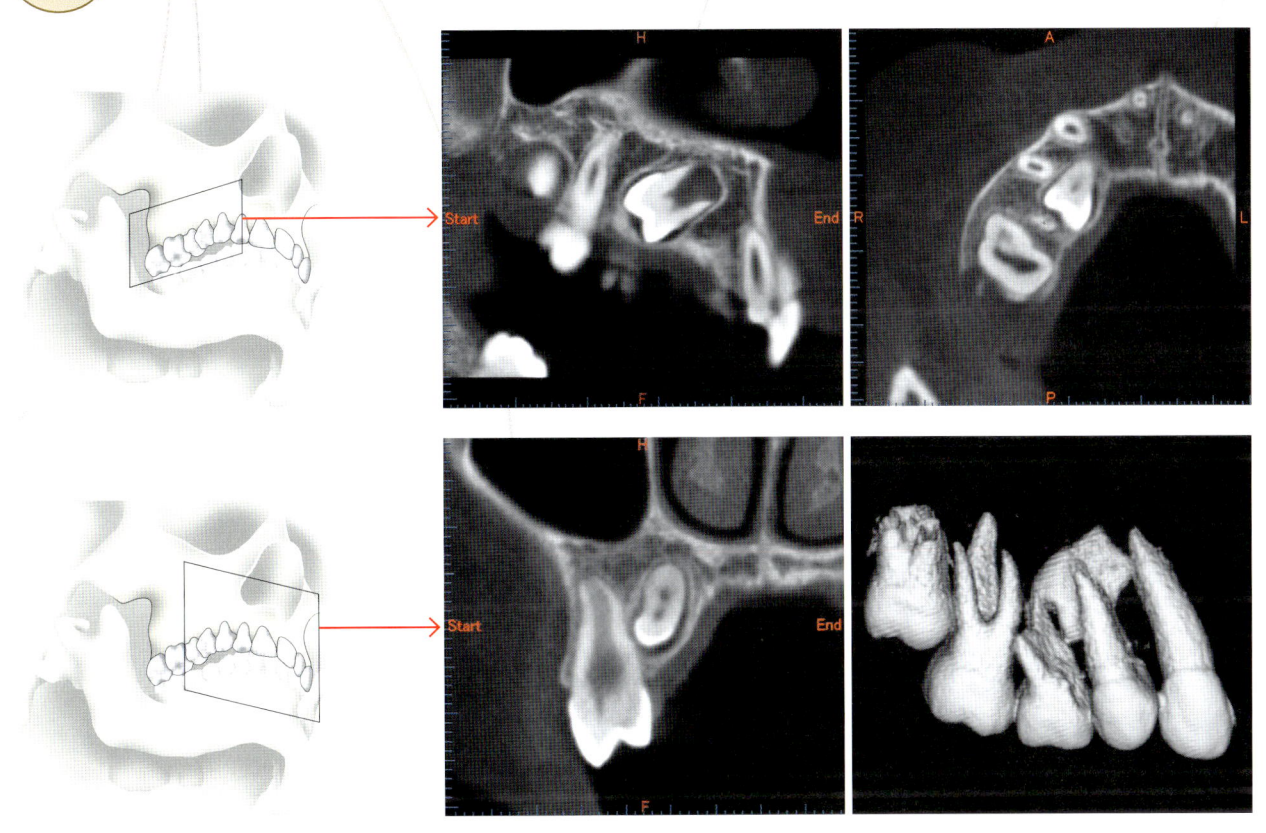

☆5|は歯冠を遠心に向けて斜めに埋伏している．4|歯根吸収像は認められない．

● 処置および経過

全身麻酔下で6─3|に歯肉口蓋弁を形成し，E|を抜歯したところ5|の舌側咬頭が確認できた．周囲骨を開削して5|の歯冠の一部を分割したのち抜歯を行った．上顎洞鼻腔底には穿孔していなかった．

● デンタルCT所見のメリット

CT所見により，5|の三次元的位置関係が明らかとなった．

埋伏歯②(5|)　41

CASE 11　埋伏歯③（|3）

● 症例

　27歳，男性．|8の疼痛を繰り返しており，歯科医院を受診したところ，抜歯を勧められ当科を紹介来院．

● パノラマエックス線所見

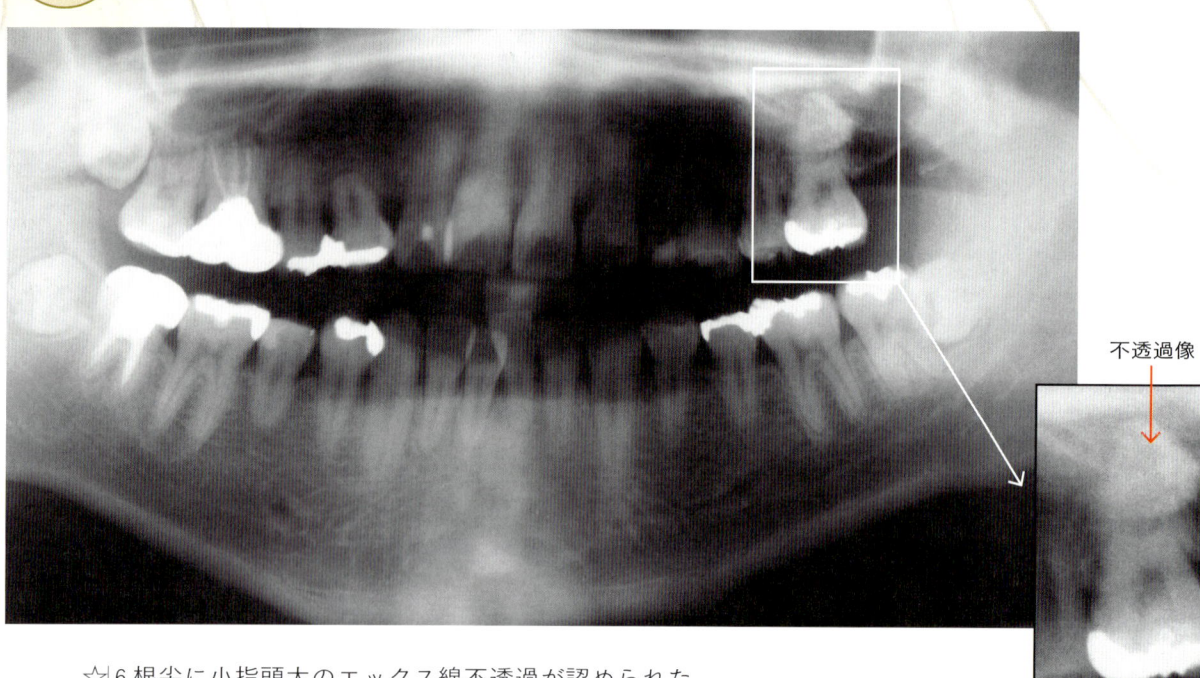

☆|6根尖に小指頭大のエックス線不透過が認められた．

不透過像

● 臨床診断

　主訴は|8であるが，パノラマエックス線写真により|6の根尖部に不透過像が認められた．顎骨腫瘍の疑い．⇒精査のためデンタルCTを撮影．

II　臨床編

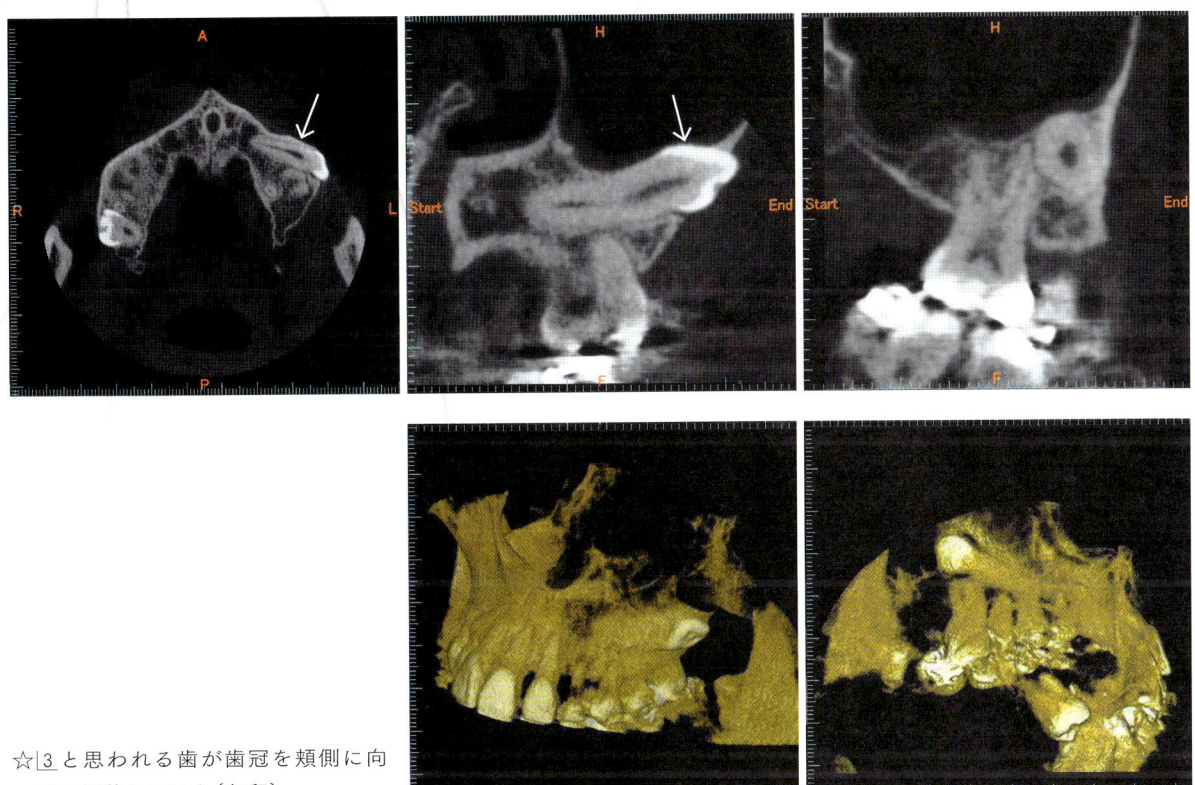

● デンタルCT所見

☆|3と思われる歯が歯冠を頬側に向けて埋伏していた（矢印）．

● 処置および経過

犬歯と思われる歯が|6根尖に水平埋伏しており，患者の同意を得て全身麻酔下で8|3/8|8の埋伏歯抜歯手術の予定である．

● デンタルCT所見のメリット

デンタルCT所見により，|3と思われる歯の三次元的位置関係が明らかになった．

埋伏歯③（|3）　43

CASE 12 | 埋伏過剰歯①

症例

20歳，女性．矯正治療のため歯科医院を受診．上顎正中部に埋伏過剰歯を認めたため，精査のために当科を紹介来院．

パノラマエックス線所見

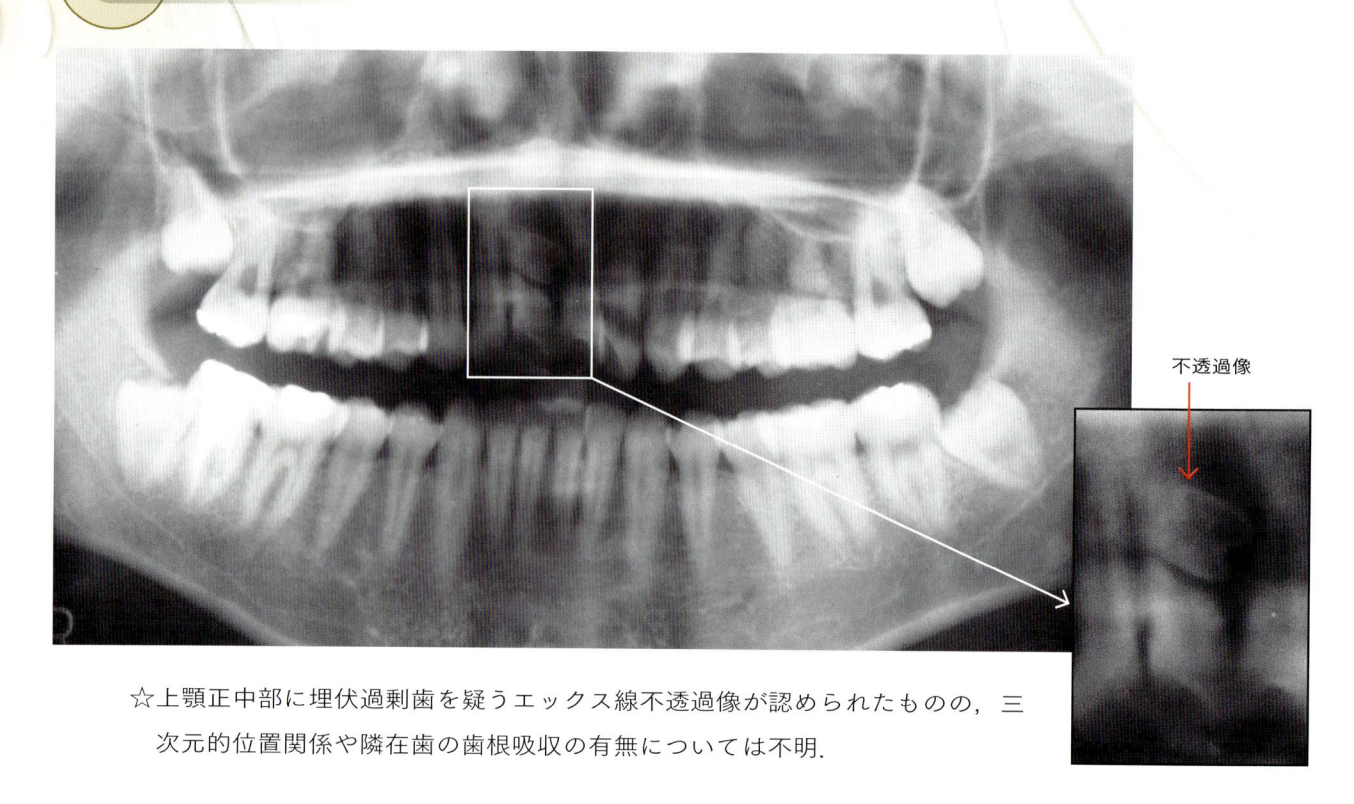

不透過像

☆上顎正中部に埋伏過剰歯を疑うエックス線不透過像が認められたものの，三次元的位置関係や隣在歯の歯根吸収の有無については不明．

臨床診断

上顎正中埋伏過剰歯の疑い．⇒ 位置関係精査のためデンタルCTを撮影．

II 臨床編

●デンタルCT所見

埋伏過剰歯

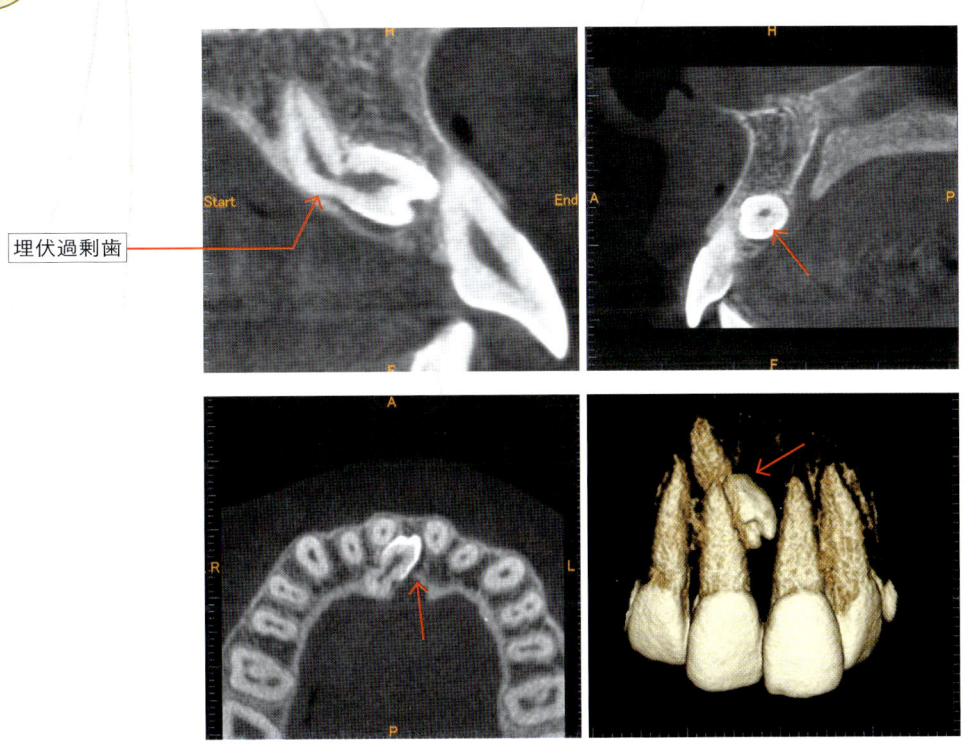

☆1 口蓋側に埋伏過剰歯が認められた（矢印）．この埋伏過剰歯は歯頸部から急激に上方へ弯曲しており，歯頸部上面には「くびれ」のような一部歯質の吸収像が認められ，アンキローシスも否定できない．この埋伏過剰歯は上顎口蓋側皮質骨，切歯管と接しており，歯冠は両側上顎中切歯間に存在していた．

●処置および経過

　局所麻酔下で口蓋粘膜弁を形成し口蓋床を明示．その後骨を開削して歯牙を脱臼させたが，歯根が弯曲していたため困難な抜歯であった．

●デンタルCT所見のメリット

　CT所見により正中埋伏過剰歯の三次元的位置関係が明らかになり，隣在歯の歯根吸収がないことがわかった．さらにこの埋伏過剰歯がかなり歯根弯曲しており，アンキローシスも否定できないことから，抜歯が容易でないことも判明した．

CASE 13 | 埋伏過剰歯②

● 症例

10歳，男児．上顎前歯口蓋側に歯が萌出して気になるとの主訴で当科を来院．

● パノラマエックス線所見

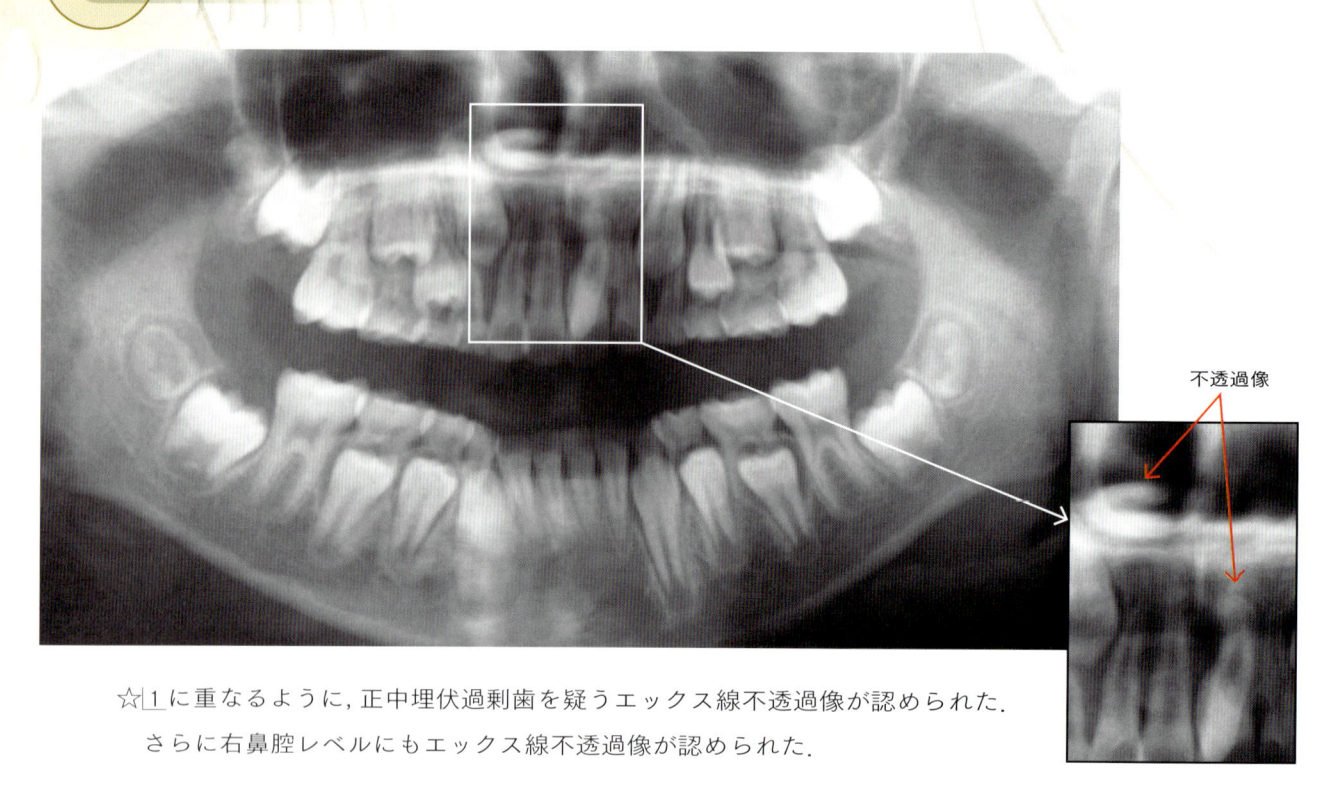

不透過像

☆1に重なるように，正中埋伏過剰歯を疑うエックス線不透過像が認められた．
さらに右鼻腔レベルにもエックス線不透過像が認められた．

● 臨床診断

正中埋伏過剰歯および鼻腔内過剰歯の疑い．⇒ 精査のためデンタルCTを撮影．

II　臨床編

● デンタル CT 所見

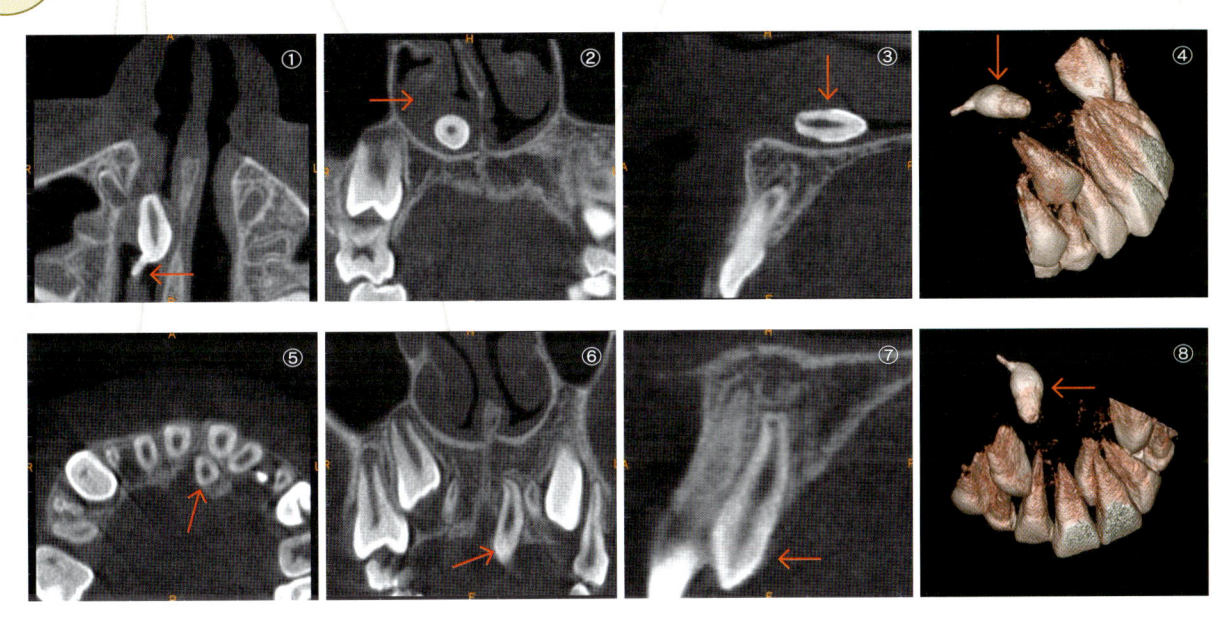

☆右鼻腔底部に，歯冠を後方に向けて埋伏していた過剰歯が認められる（写真③，④，⑧）．この埋伏過剰歯の歯冠には，突起状の構造物が認められた（写真①）．右鼻腔粘膜は軽度肥厚していた（写真②）．|1 の口蓋側に，正中埋伏過剰歯が認められた（写真⑤〜⑦）．

● 処置および経過

全身麻酔下での抜歯手術を考えたが，重篤な全身疾患もあるため両親の希望により手術は行わず，自覚症状が出るまで経過をみることにした．

● デンタル CT 所見のメリット

デンタル CT 所見により，正中埋伏過剰歯の三次元的位置関係がわかった．さらに右鼻腔に埋伏過剰歯が認められ，その形態や三次元的位置関係もわかった．

CASE 14 | 埋伏過剰歯③

● 症例

8歳，女性．|2 が未萌出とのことで，歯科医院を受診．エックス線検査を行ったところ，埋伏過剰歯が認められ，当科を紹介来院．

● パノラマおよびデンタルエックス線所見

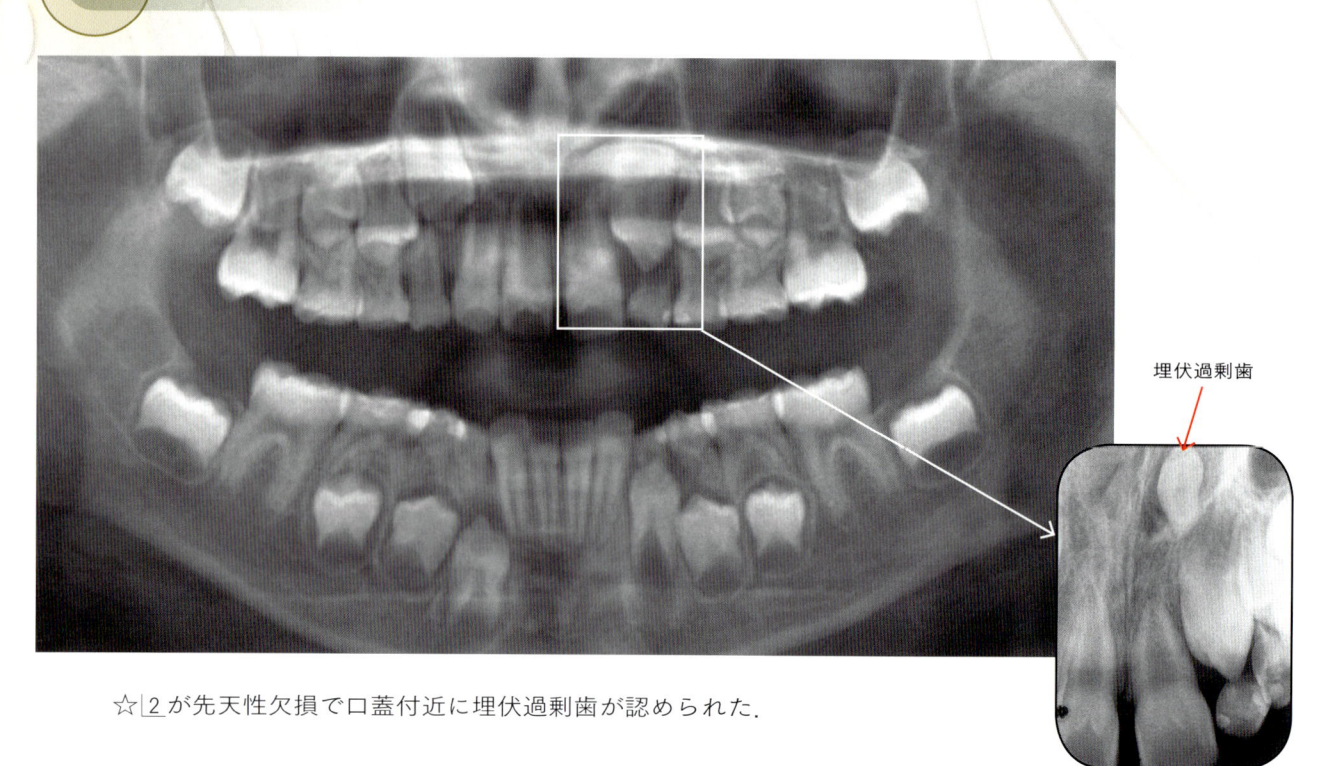

☆|2 が先天性欠損で口蓋付近に埋伏過剰歯が認められた．

埋伏過剰歯

デンタルエックス線写真

● 臨床診断

埋伏過剰歯は鼻腔底の位置であり，デンタルエックス線写真では完全に撮影できていないため，位置関係も不明．⇒ 精査のためデンタル CT を撮影．

II 臨床編

● デンタルCT所見

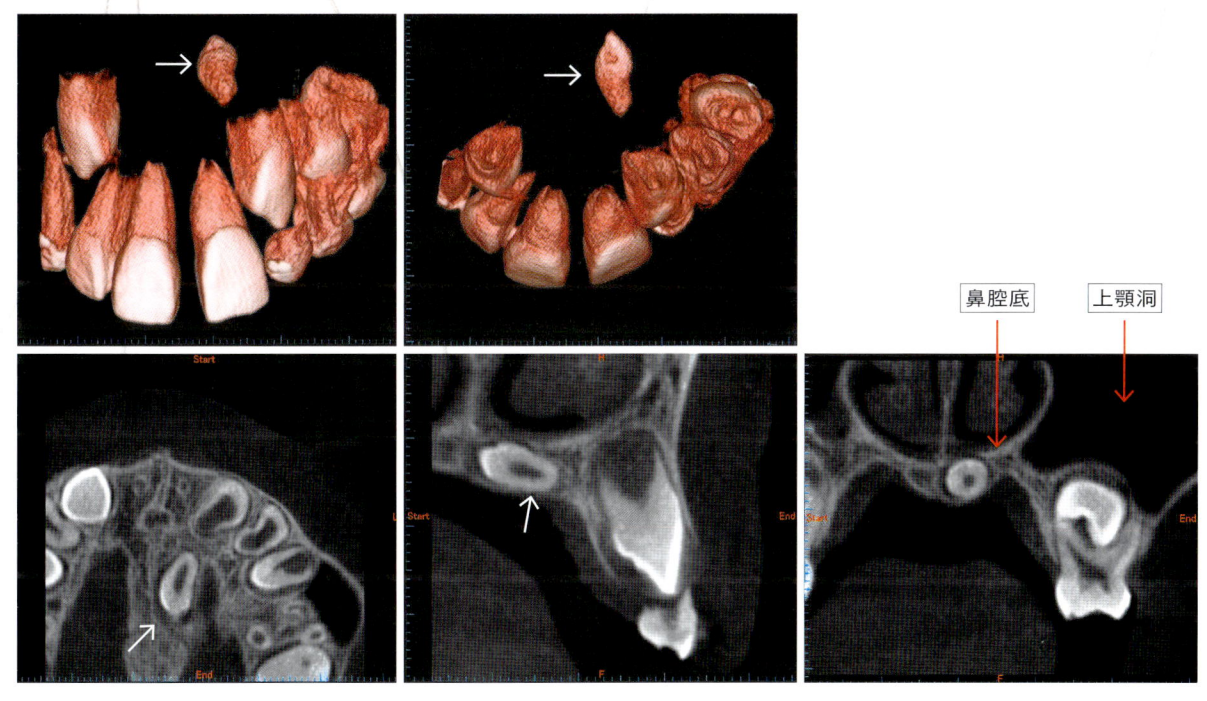

鼻腔底　上顎洞

☆埋伏過剰歯は硬口蓋に存在し，歯冠を後方に向けて水平に埋伏していた（白矢印）．|3 は B 歯根を吸収しており，本来の|2 部に存在していた．

● 処置および経過

全身麻酔下で 2 1|1 C D 部に口蓋歯肉骨膜弁を形成し，口蓋骨の一部を明示．切歯孔より下方 10mm 程度のところに一部骨の菲薄化がみられ，その周囲骨を開削したところ歯冠の一部を確認できた．周囲骨をさらに開削して抜歯を行い，弁を縫合した．鼻腔には穿孔していなかった．

● デンタルCT所見のメリット

デンタルCT所見により，デンタルエックス線写真|3 上方にあると思われた埋伏過剰歯は，実際には硬口蓋に存在していることがわかった．

埋伏過剰歯③

CASE 15　埋伏過剰歯④

●症例

53歳，男性．歯科医院にて4 5 6｜欠損に局部義歯を装着するも骨の形態異常があり，精査・加療のため当科を紹介来院．

●パノラマエックス線所見

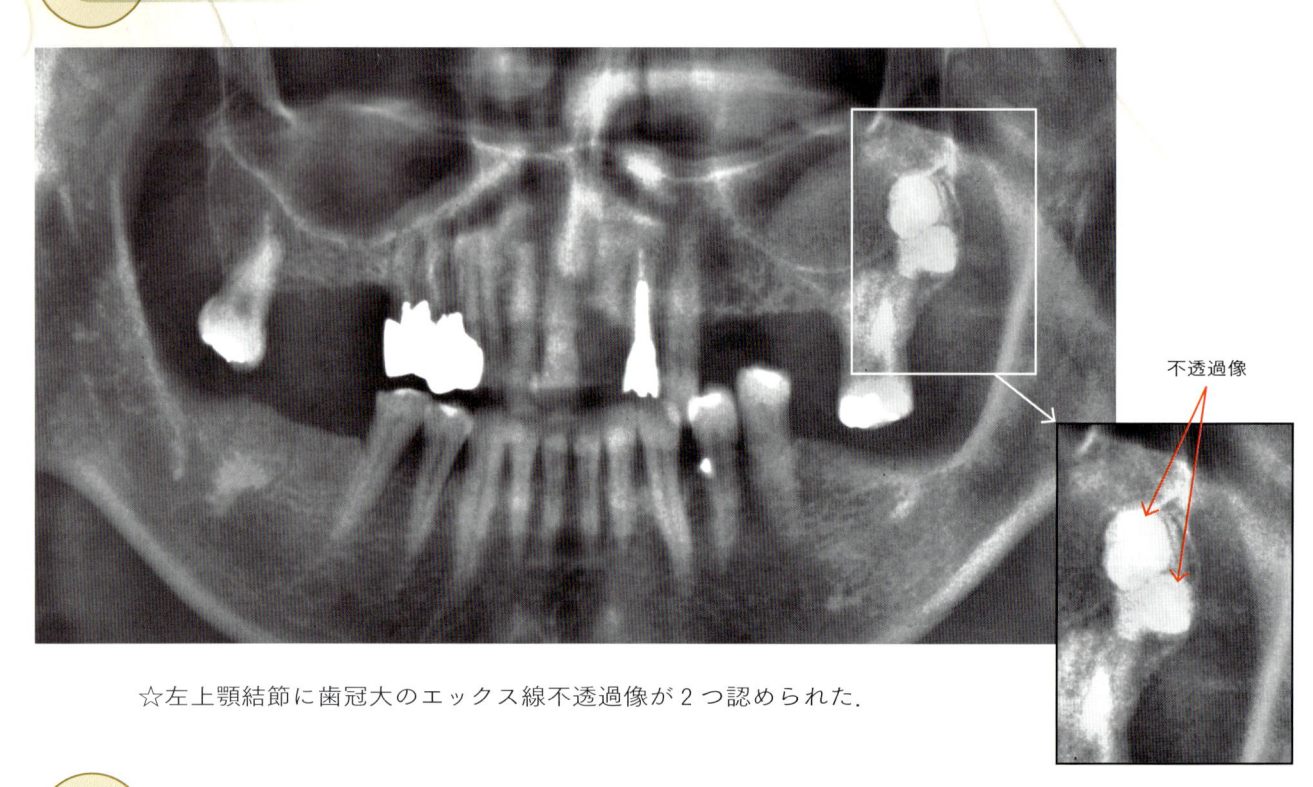

☆左上顎結節に歯冠大のエックス線不透過像が2つ認められた．

不透過像

●臨床診断

骨腫か歯牙腫，または埋伏過剰歯の疑い．⇒ 精査のためデンタルCTを撮影．

II　臨床編

● デンタルCT所見

上顎洞

埋伏過剰歯

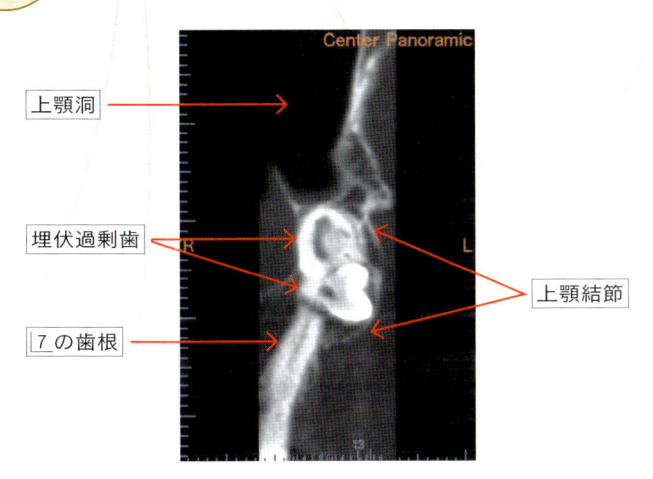

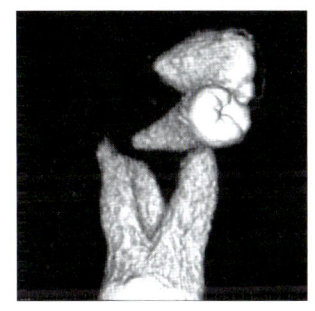

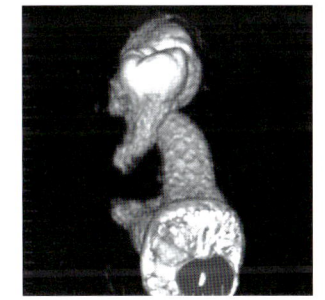

7 の歯根

上顎結節

☆デンタルCT所見により，エックス線不透過像は埋伏過剰歯が疑われた．一つは歯冠を遠心に，もう一つは口蓋側に向けて水平に埋伏していた．上顎洞との交通はなかった．

● 処置および経過

　全身麻酔下で7 6|4 5 6の歯槽骨整形を行った．保存不能と診断された7 5 4|2 7／5および上顎結節下方に存在する2本の埋伏過剰歯を抜歯し，剥離，翻転した歯肉弁を元の位置に戻し縫合した．2本の埋伏過剰歯の形態は矮小歯のように小さかった．上顎洞底部に骨吸収が見られたが，上顎洞粘膜は正常であった．骨吸収の範囲は10×10mmで，状態は円形であった

● デンタルCT所見のメリット

　デンタルCT所見により，埋伏する2本の歯牙と隣在歯および上顎洞との関係がわかった．

埋伏過剰歯④

CASE 16 　顎骨嚢胞①（7̄）

● 症例

　41歳，女性．6̄含歯性嚢胞の診断で2年前に開窓療法を施行し，経過観察するも歯が萌出してこないため矯正治療を検討したが，患者の同意が得られず放置．抜歯する方向で患者に説明したところ，全身麻酔下での6̄抜歯手術を施行することになった．

● パノラマエックス線所見

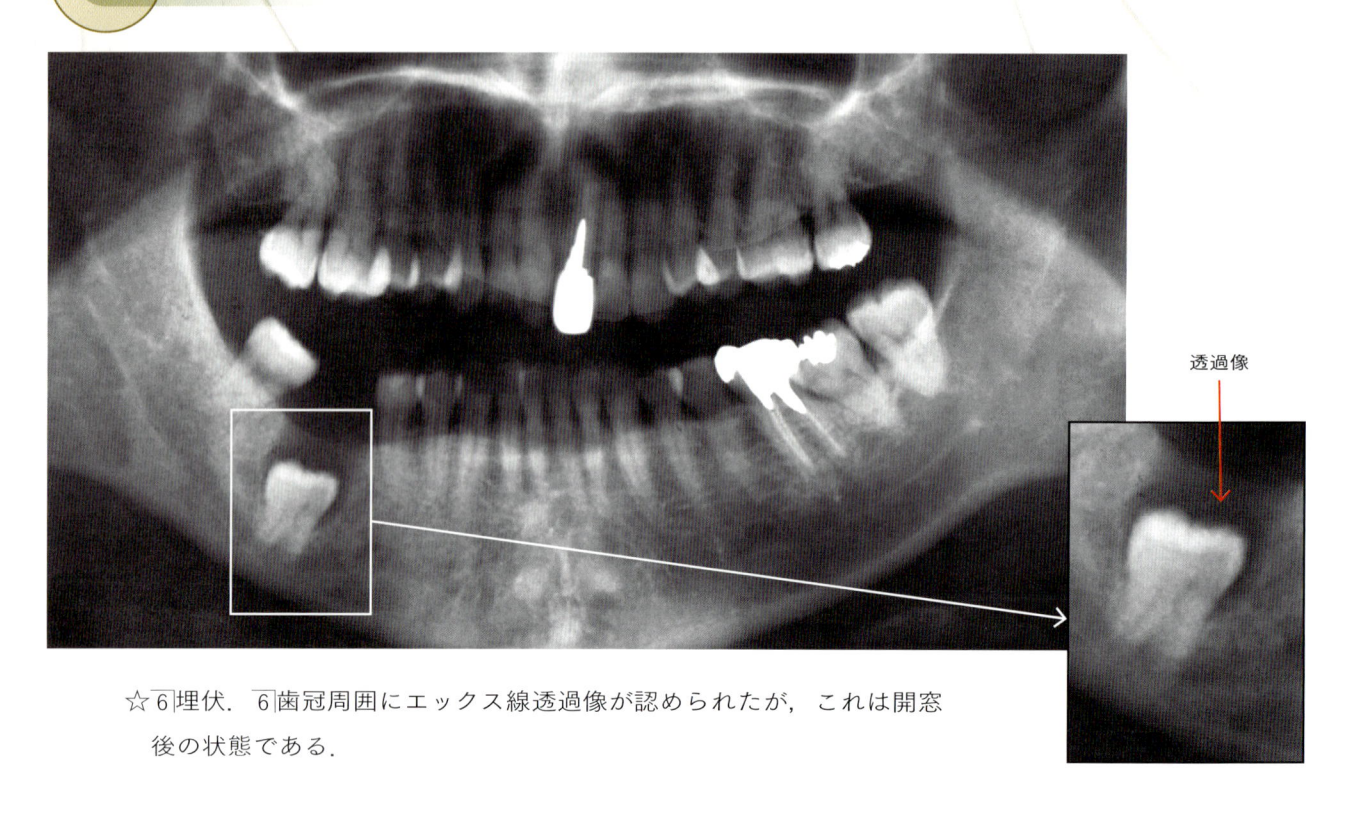

透過像

☆6̄埋伏．6̄歯冠周囲にエックス線透過像が認められたが，これは開窓後の状態である．

● 臨床診断

　6̄が萌出しない原因が不明．⇒ 精査のためデンタルCTを撮影．

II　臨床編

● デンタルCT所見

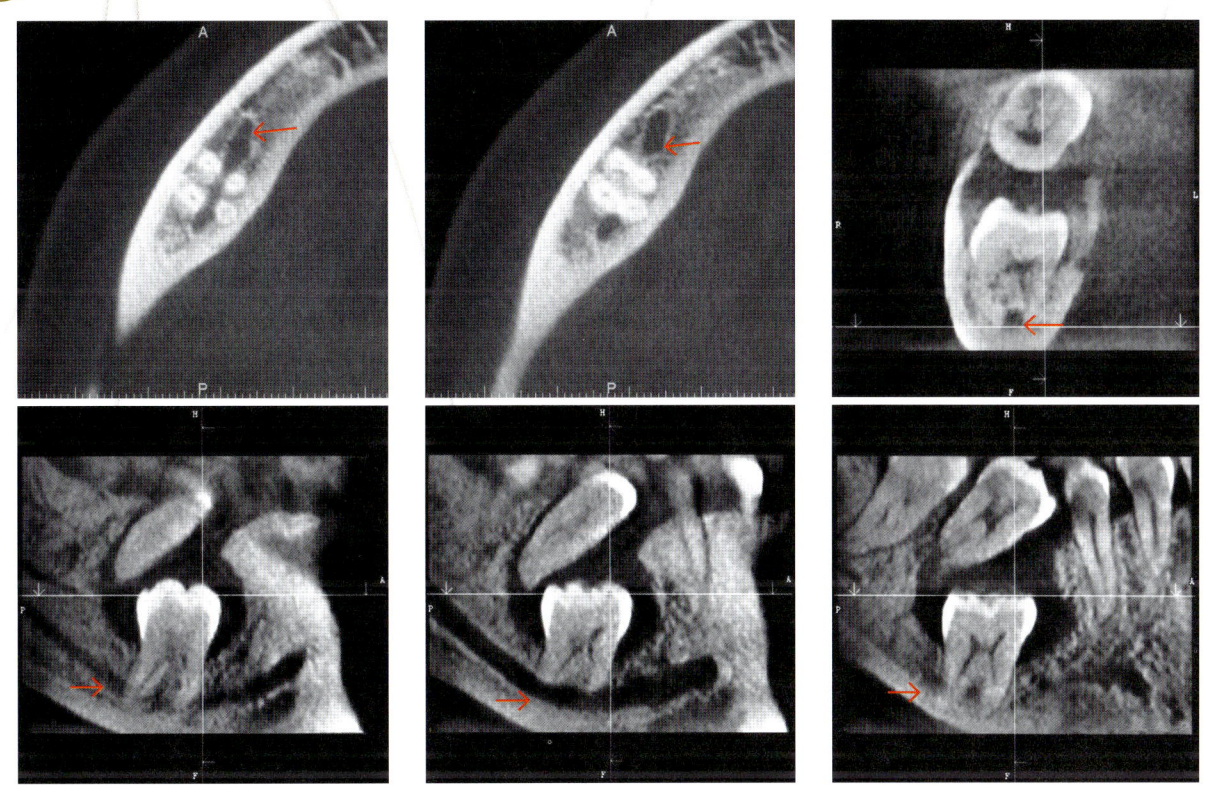

☆デンタルCTにより精査したところ，下顎管（矢印）を挟んで頬側根2根，舌側根2根の4根であった．そのため開窓療法では歯の移動が生じなかったものと考える．

● 処置および経過

脱臼困難のため6̄を頬舌的に歯冠分割して抜歯を試みたが，遠心根が破折したためさらに近遠心的に分割して抜歯した．近心根2根，遠心根も2根が下歯槽管をはさむような状態であった．下歯槽神経血管束は露出していなかった．病理組織学的には含歯性嚢胞と診断された．

● デンタルCT所見のメリット

デンタルCT所見により，開窓しても6̄が萌出しない原因が明らかになった．

CASE 17　顎骨嚢胞②（8̄|）

● 症例

55歳，女性．7̄|の違和感があり当科を来院．

● パノラマエックス線所見

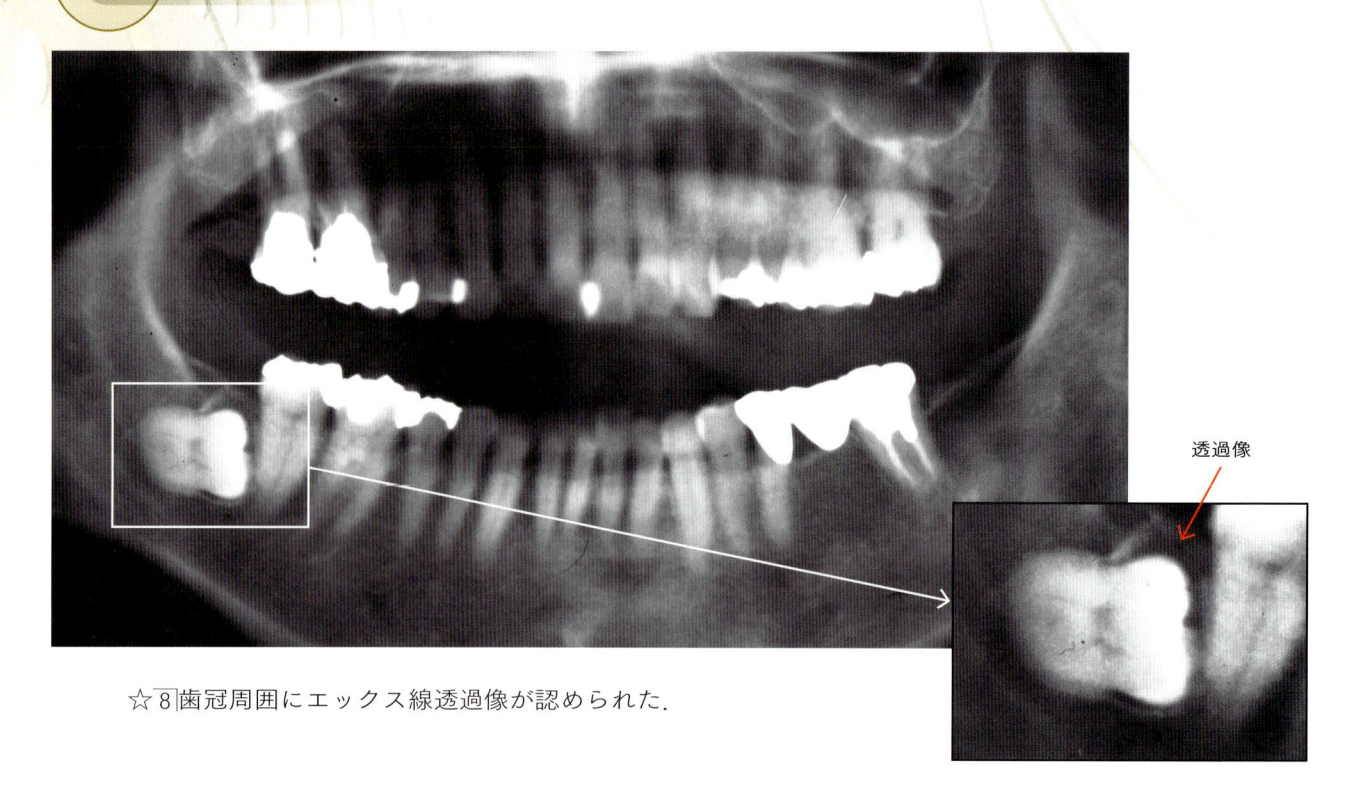

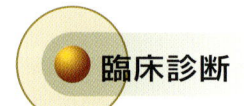

☆8̄|歯冠周囲にエックス線透過像が認められた．

透過像

● 臨床診断

下顎管と8̄|歯根との位置関係が不明．⇒ 精査のためデンタルCTを撮影．

II　臨床編

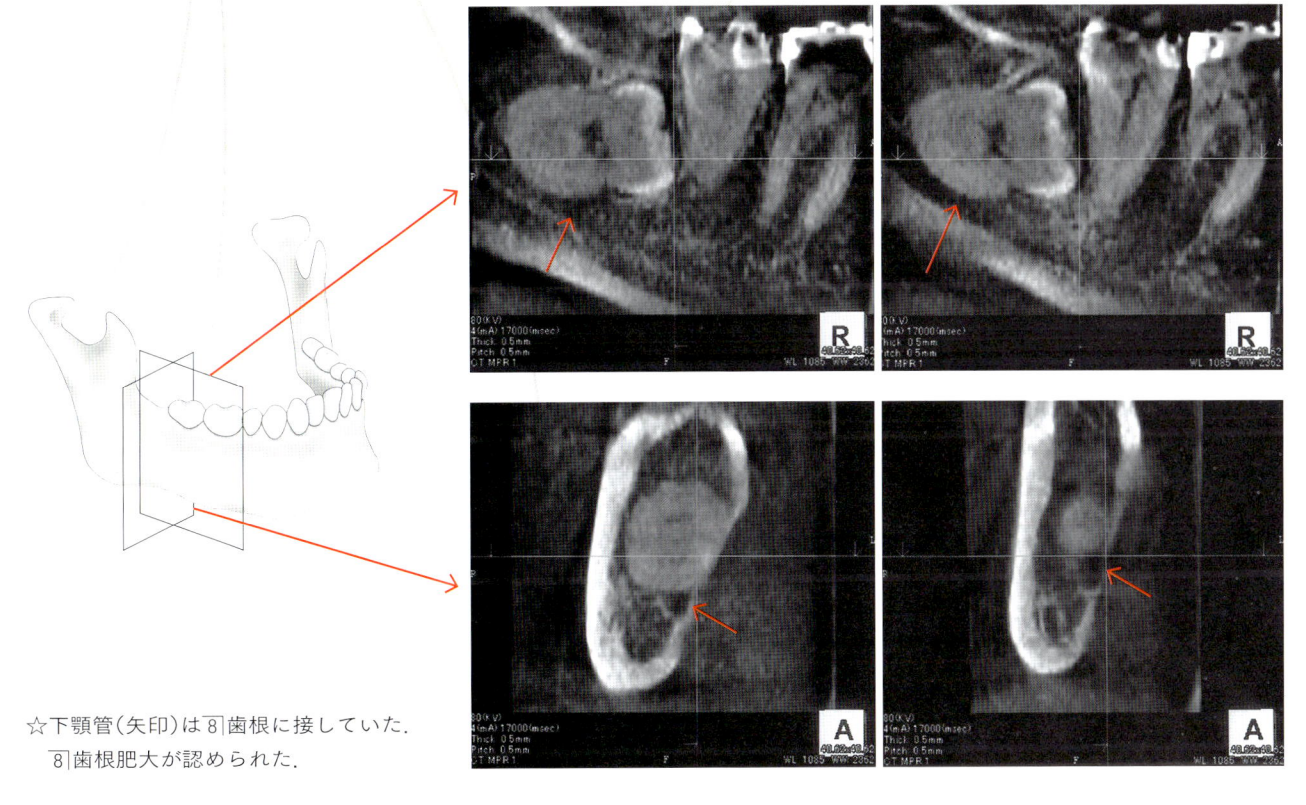

● デンタルCT所見

☆下顎管（矢印）は8│歯根に接していた．
　8│歯根肥大が認められた．

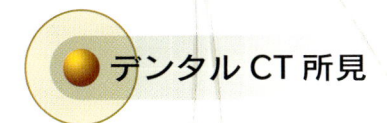

● 処置および経過

　右下顎含歯性嚢胞の臨床診断のもと，全身麻酔下で7│を抜歯し，8│部は歯冠分割を行い抜歯した．歯根が肥大しており，難易度の高い抜歯であった．歯冠周囲の嚢胞様組織は，病理組織学的検査により歯原性角化嚢胞の確定診断を得た．

● デンタルCT所見のメリット

　デンタルCT所見により，8│歯根肥大が明らかになった．

顎骨嚢胞②（8│）　55

CASE 18 | 顎骨嚢胞③（7⏌）

症例

32歳，女性．7⏌8 歯肉腫脹と咬合不全を主訴に歯科医院を受診．7⏌動揺あり．7⏌8 同時抜歯のため当科を紹介来院．知覚異常なし．

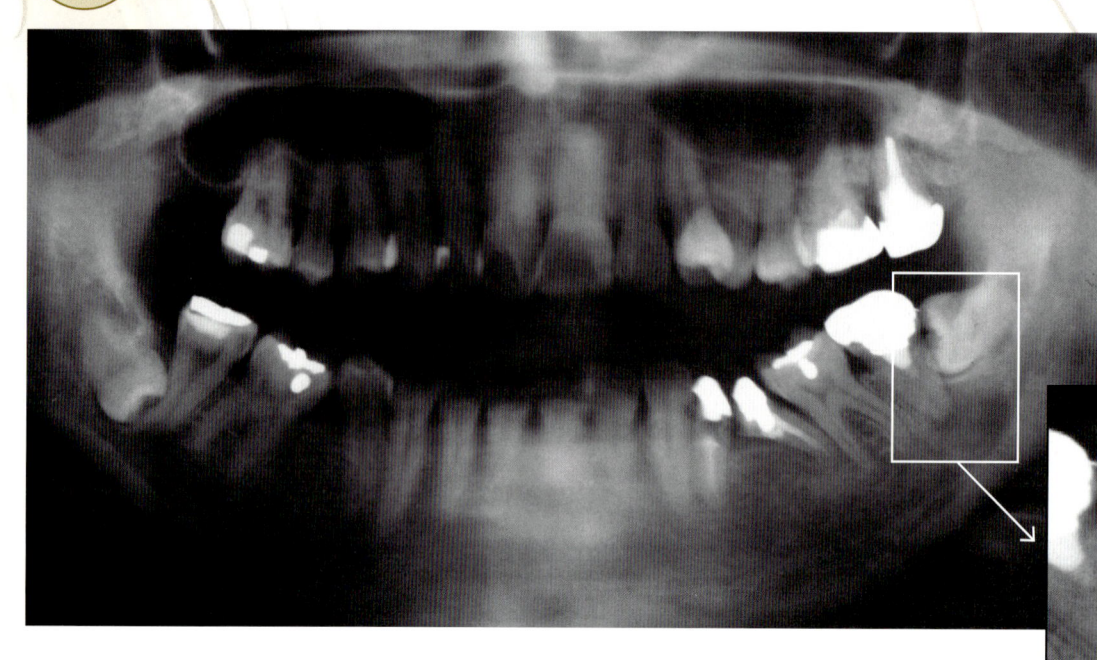

パノラマエックス線所見

☆ 7⏌根尖部に歯冠大の透過像を認め，下顎管は圧迫されているように見えた．

透過像

臨床診断

7⏌根尖病巣（歯根嚢胞）．8⏌智歯周囲炎の疑い．7⏌根尖透過像および 8⏌と下顎管との位置関係は不明．⇒ 精査のためデンタル CT を撮影．

56　CASE18

II 臨床編

● デンタルCT所見

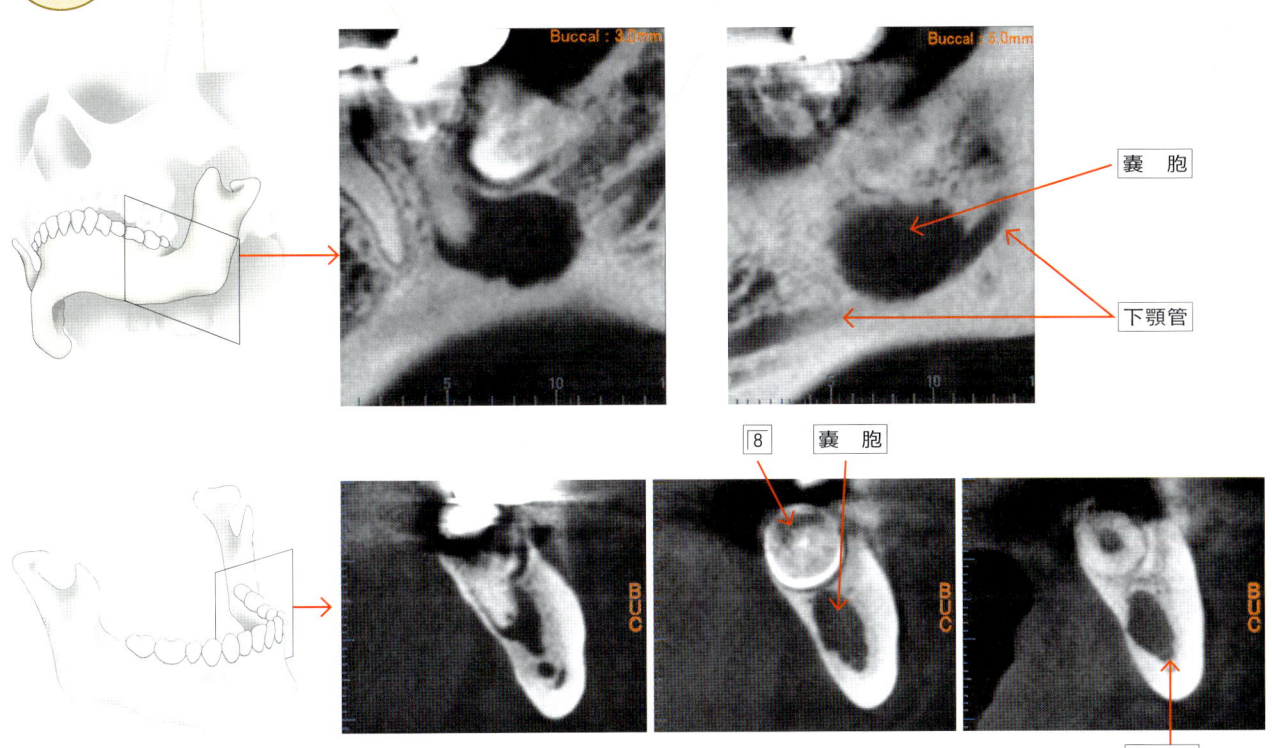

☆|7根尖には境界明瞭で辺縁円滑なエックス線透過像が認められた．このエックス線透過像による骨膨隆および皮質骨の菲薄化は認められない．左下顎管はエックス線透過像により下方へ圧迫されている．左下顎管と|8は接していない．歯根囊胞がもっとも疑われた．

● 処置および経過

　局所麻酔下で|6 7 8部歯肉に切開を加え，剥離して歯肉粘膜骨膜弁を形成．その後|7 8を抜歯して頰側皮質骨を開削し囊胞を摘出した．囊胞と下歯槽神経血管束が癒着していたが，比較的容易に分離できた．術後，知覚麻痺の症状は認められなかった．病理組織学的には歯根囊胞であった．

● デンタルCT所見のメリット

　デンタルCT所見により，下顎管の位置および囊胞による圧迫を術前に知ることができた．

顎骨囊胞③(|7) 57

CASE 19　顎骨内異物

● 症例

　　34歳，女性．1年前より左側上顎臼歯部の違和感を訴え，耳鼻咽喉科を受診．
CT検査にて異常なしとの診断．その後も症状は改善せず，当科を紹介来院．
　　既往歴：てんかん，バセドウ氏病にて投薬加療中．

● パノラマエックス線所見

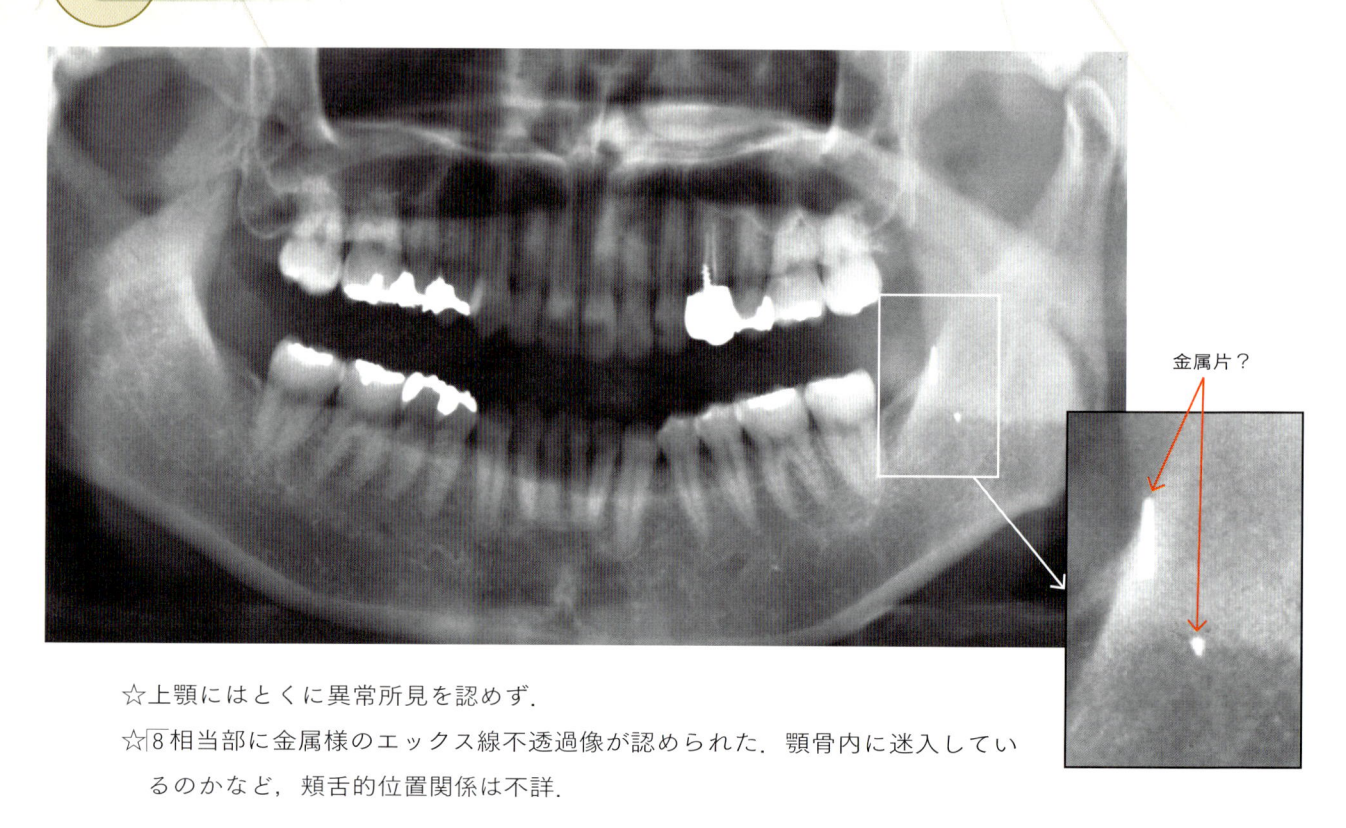

金属片？

☆上顎にはとくに異常所見を認めず．
☆8̄相当部に金属様のエックス線不透過像が認められた．顎骨内に迷入しているのかなど，頬舌的位置関係は不詳．

● 臨床診断

　　バー破折の疑い．位置関係は不明．⇒ 精査のためデンタルCTを撮影．

II　臨床編

● デンタルCT所見

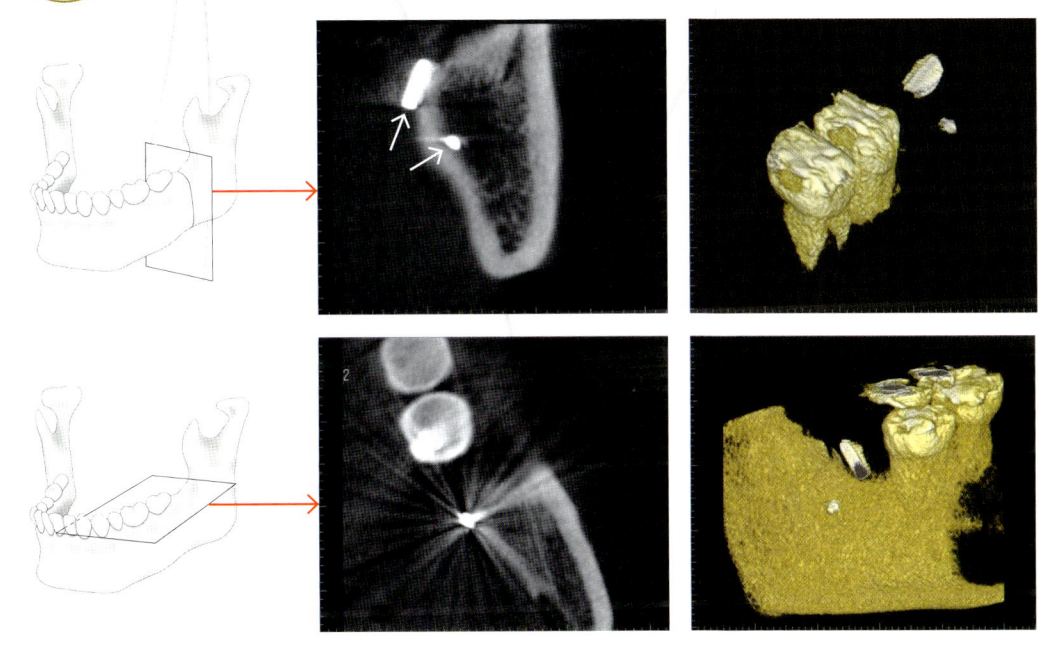

☆ 8̄相当部には，エックス線不透過性構造物が大小2個認められた（矢印）．
☆ 大小2つのエックス線不透過像は，骨や歯牙よりも明らかにエックス線不透過性が高く，形態からも金属片と思われた．
☆ 大きいほうは長さ6.0mmの棒状で，舌側歯槽頂部の骨外粘膜下に存在していた．
☆ 小さいほうは短径1.5mmの粒状で，舌側皮質骨に沿った骨内に存在していた（下顎管とは離れている）．

● 処置および経過

　局所麻酔下で，大さいはつの金属片を摘出した．摘出物は破折したバーであると確認され，歯肉粘膜下と骨膜の間に存在していた．術後1週間で抜糸，術前の違和感などの症状は改善した．

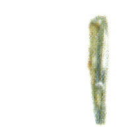

▲摘出されたバー．

● デンタルCT所見のメリット

　デンタルCT所見により，金属片の正確な位置の把握ができた．処置方針の決定（局所麻酔か全身麻酔かの判断も含めて）に，たいへん有効であった．

顎骨内異物

CASE 20 | 上顎洞内異物①

症例

62歳，女性．3〜4年前から右顔面痛あり．2年間に2回，耳鼻咽喉科にて上顎洞根治手術を受けるも症状は改善せず，耳鼻咽喉科より当科を紹介来院．
初診時 6̄4̄ に咬合痛あり．

パノラマエックス線所見

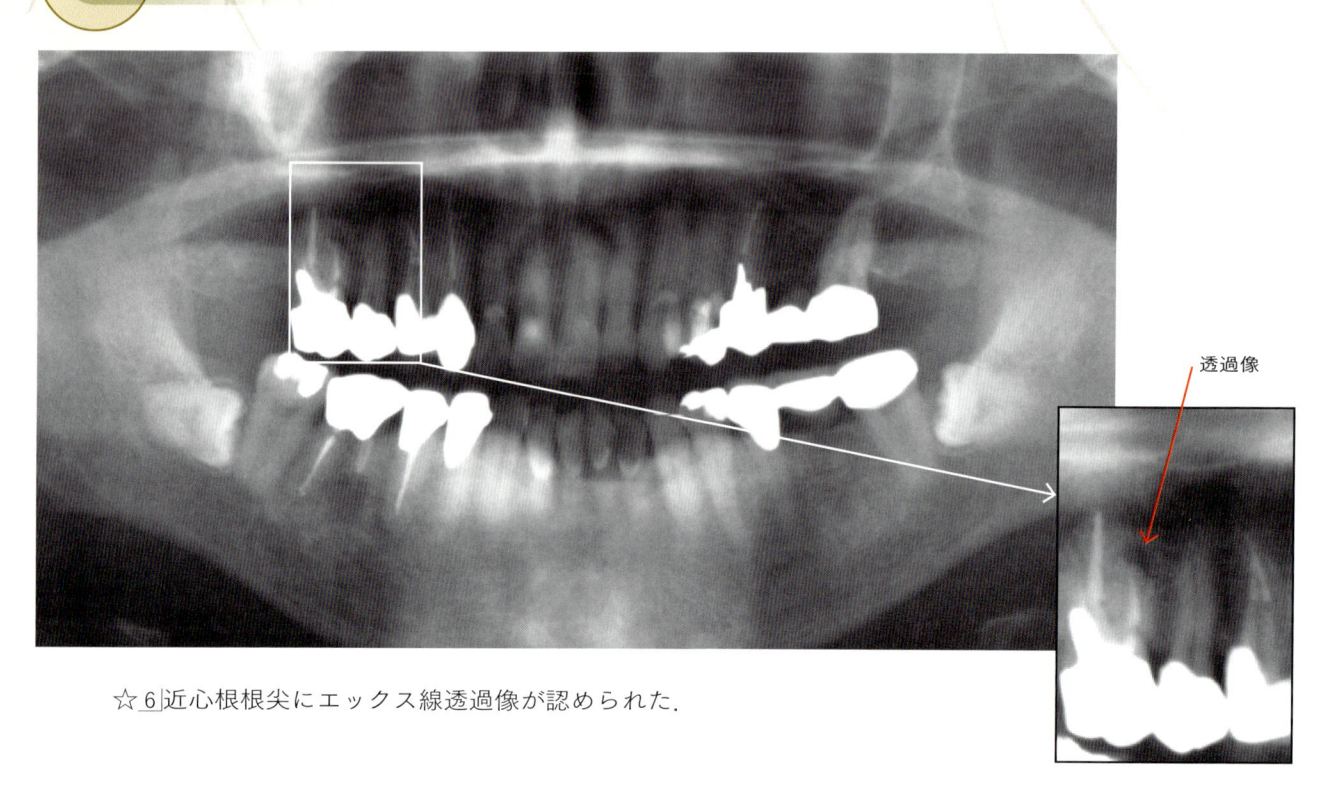

☆ 6̄ 近心根根尖にエックス線透過像が認められた．

透過像

臨床診断

6̄ 根尖病巣による顔面痛の疑い．⇒精査のためデンタルCTを撮影．

II　臨床編

デンタルCT所見

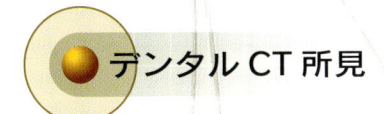

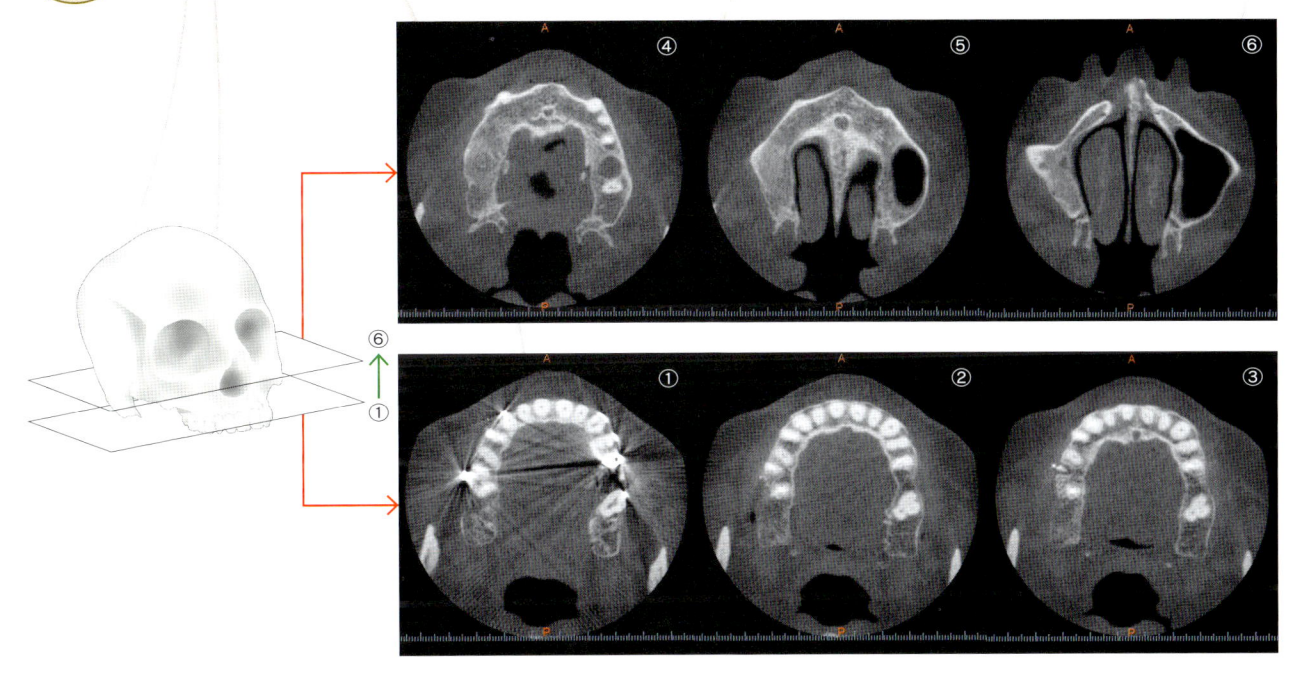

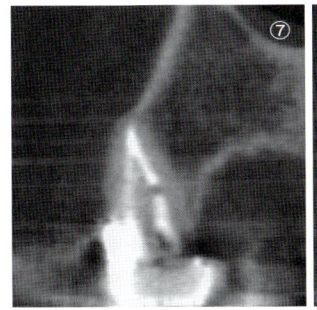

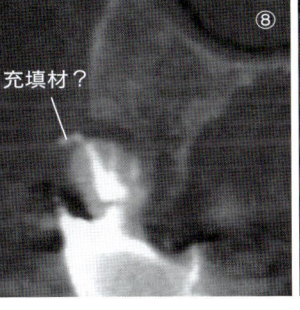

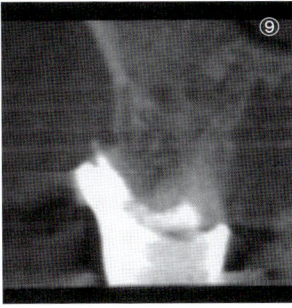

充填材？

☆6|近心頰側根根尖部にはエックス線透過像が認められ，根尖病巣の存在が推察された．また，同部に充填材と思われるエックス線不透過像が認められた（写真⑧）．歯根破折の所見は認められなかった．

処置および経過

局所麻酔下で 7 ― 3|部を骨膜から剥離．頰側皮質骨は吸収され，6|頰側近心根根尖部肉芽組織上に異物が存在．6|を抜歯し異物を除去．術後疼痛は消失した．

デンタルCT所見のメリット

デンタルCT所見により，オーバーした充填材が認められた．根尖が骨外なので根管治療による治癒可能性は低いと思われる．

上顎洞内異物① 61

CASE 21 | 上顎洞内異物②

● 症例

31歳，女性．むし歯治療のため来院．自覚症状はないが，パノラマエックス線写真で⎿6根尖部に不透過像が認められた．

● パノラマエックス線所見

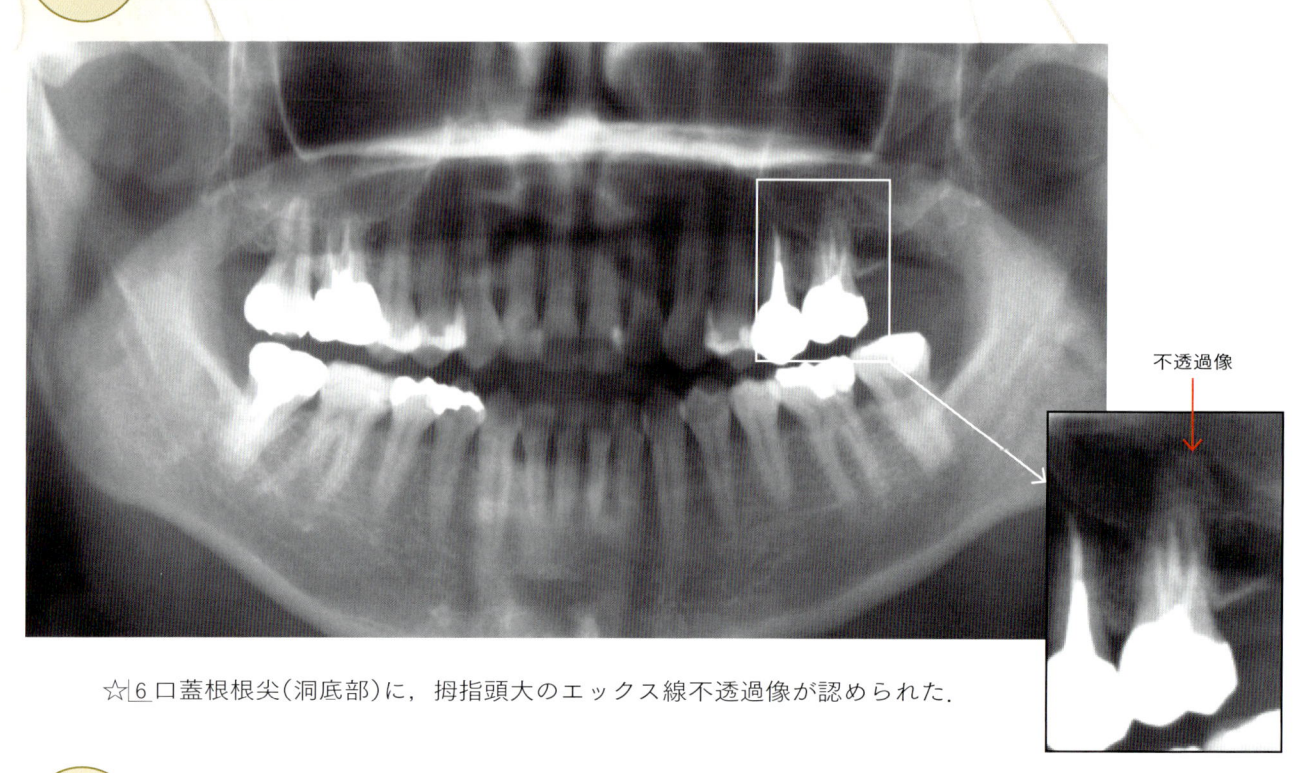

不透過像

☆⎿6口蓋根根尖（洞底部）に，拇指頭大のエックス線不透過像が認められた．

● 臨床診断

上顎洞の異物の疑い．⇒ 精査のためデンタルCTを撮影．

II　臨床編

●デンタルCT所見

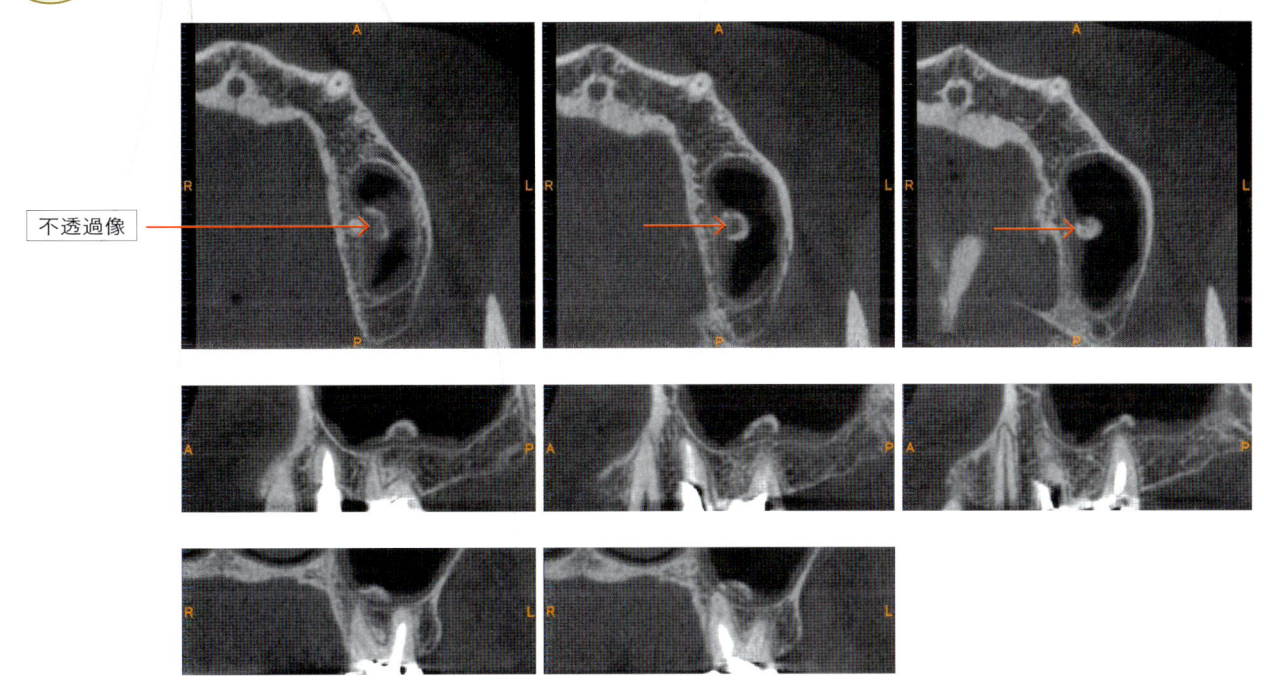

☆|6 口蓋根根尖部，上顎洞内に，境界明瞭なエックス線不透過像が認められた（矢印）．この不透過像は歯および上顎洞壁と連続していない．左上顎洞粘膜は軽度肥厚していた．

●処置および経過

現在，自覚症状がないため経過観察中である．症状が出れば，全身麻酔下で|6 抜歯および異物除去手術を行う予定である．

●デンタルCT所見のメリット

本症例のようにCTで上顎洞内にエックス線不透過像が認められることはよくある．とくに異常所見ではなく問題はないが，パノラマエックス線写真では根尖と連続した原因不明なエックス線不透過像として認められる．

上顎洞内異物②　63

CASE 22　上顎洞内異物③

● 症例

31歳，女性．4年前，歯科医院で6の根管治療を受けるも疼痛が軽減せずに当科を紹介来院．6に持続性疼痛あり．

● パノラマエックス線所見

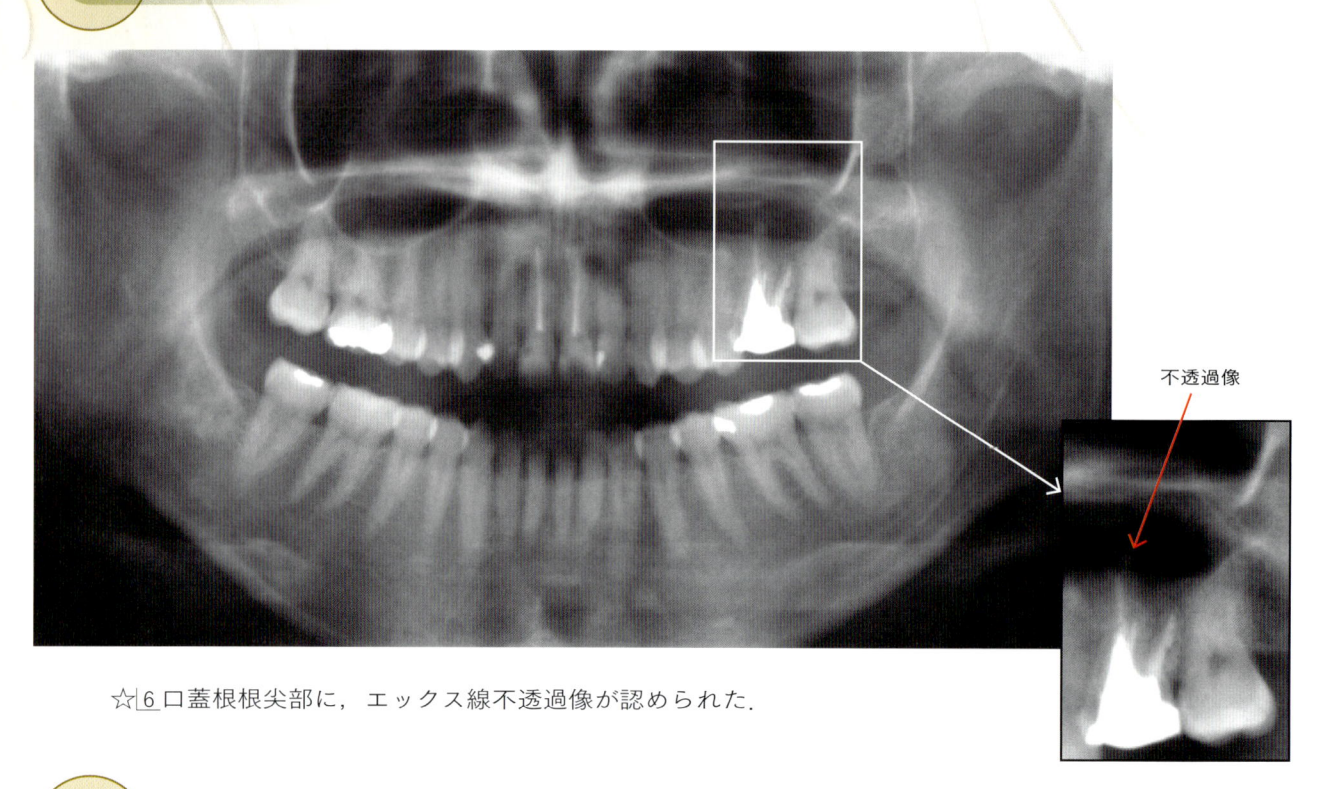

不透過像

☆6口蓋根根尖部に，エックス線不透過像が認められた．

● 臨床診断

上顎洞内の異物の疑い．不透過像の正体と上顎洞粘膜との位置関係は不明．⇒ 精査のためデンタルCTを撮影．

II 臨床編

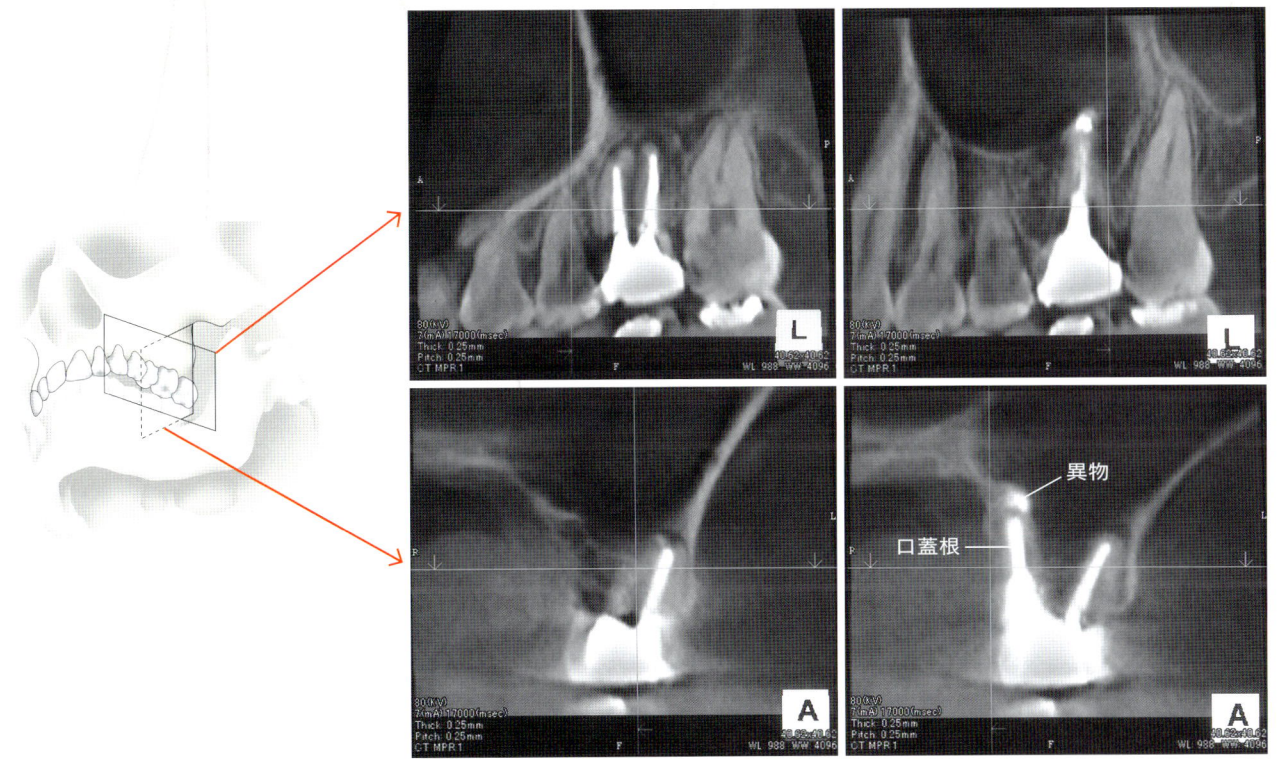

デンタルCT所見

☆|6 頬側根根尖にエックス線透過像が認められ，根尖病巣が疑われた．また，口蓋根根尖にはエックス線不透過像が認められた．

処置および経過

全身麻酔下で|5 7部の頬側歯肉を剥離して骨を明示．頬側皮質骨を開削して|6を抜歯した．口蓋根の根尖部の洞粘膜上に根管充填剤と思われる異物を認め除去．洞粘膜は一部浮腫状を呈していた．歯肉弁を元に戻して縫合．術後疼痛は消失した．

デンタルCT所見のメリット

術前に異物の位置を正確に把握することができた．

CASE 23 | 外傷歯①

● 症例

18歳，女性．クラブ活動中に転倒して前歯部をアスファルトに強打し，⏊1脱臼，1時間後に歯科医院を受診し，整復固定された．5か月後，⏊1部の歯肉腫脹が消失せず，精査のため当科を紹介来院．⏊1：歯髄生活反応（＋），排膿（－），膿瘍（－），打診痛（±）．

● デンタルエックス線所見

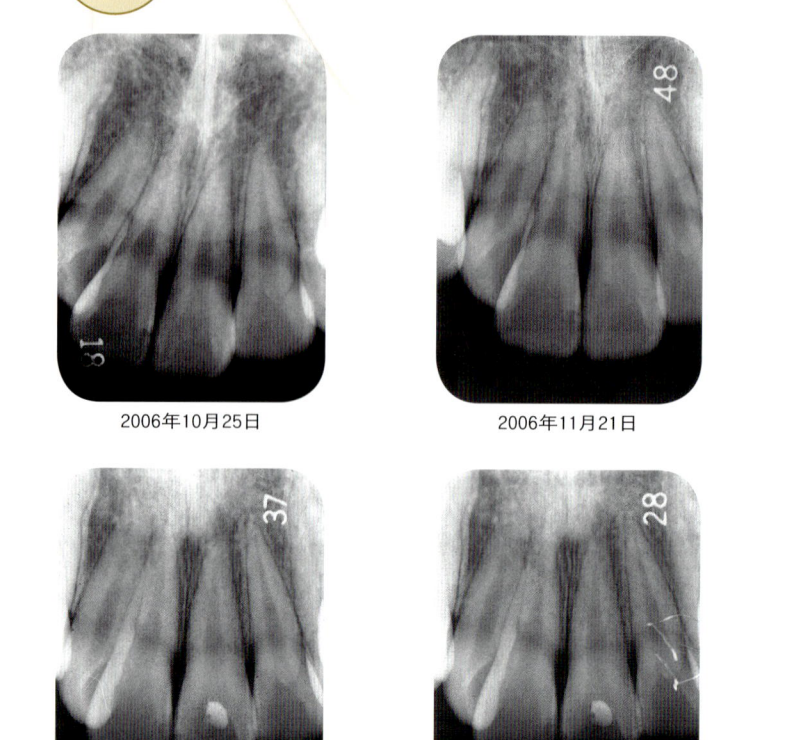

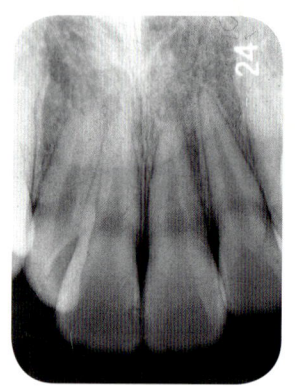

2006年10月25日

2006年11月21日

2006年12月26日

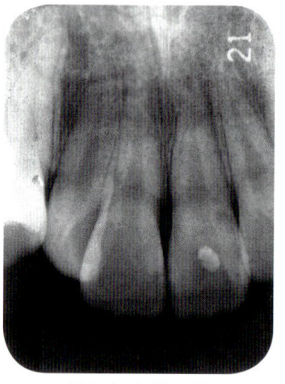

2007年2月21日

2007年5月15日

2007年6月12日

☆根尖部歯肉腫脹が消失せず，根尖病巣を疑い口蓋側より切削を試みるも疼痛あり．中止にて経過観察．

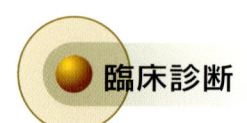

● 臨床診断

歯牙保存可否は不明．⇒ 精査のためデンタルCTを撮影．

II 臨床編

● デンタルCT所見

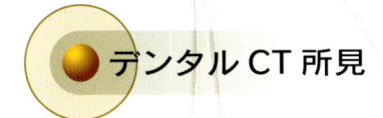

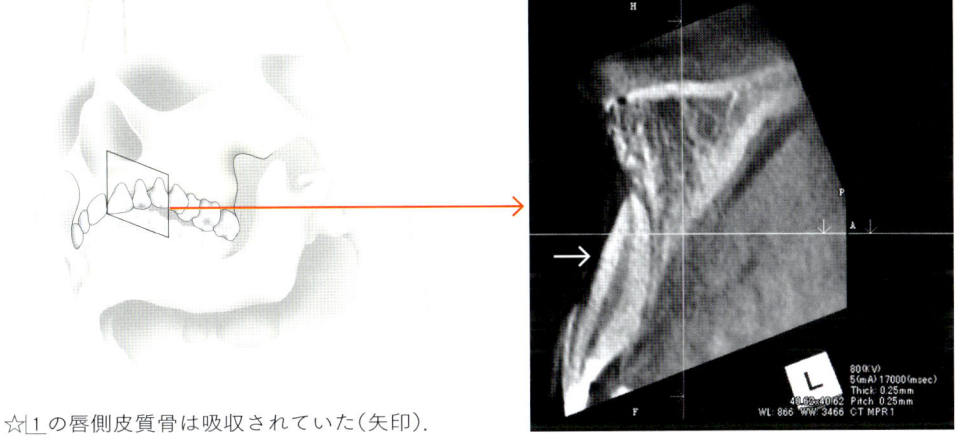

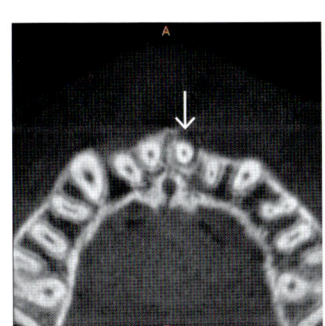

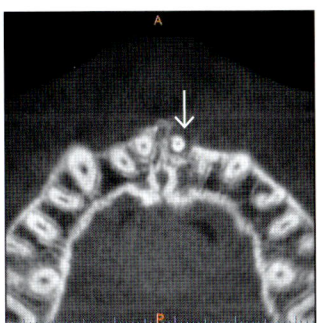

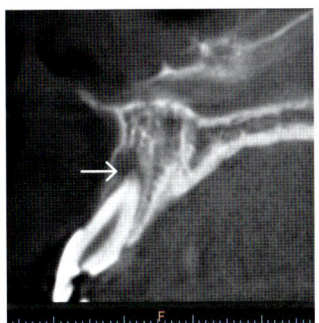

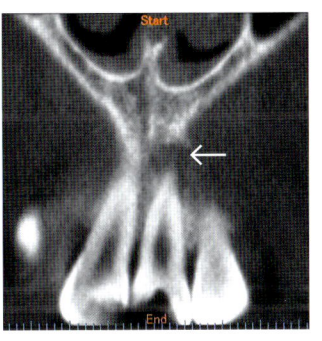

☆|1の唇側皮質骨は吸収されていた（矢印）．

☆|1根尖には境界明瞭なエックス線透過像が認められた（矢印）．このエックス線透過像により上顎骨は唇側に膨隆しており，唇側皮質骨には菲薄化が認められた．|1根尖病巣が疑われた．

● 処置および経過

　局所麻酔下で|1に歯肉粘膜骨膜弁を形成して骨を明示したところ，唇側皮質骨はほとんど消失して骨膜と肉芽組織が癒着しており，根尖病巣とつながっていた．|1を抜歯し肉芽組織を掻爬した．

● デンタルCT所見のメリット

　デンタルCT所見により，術前に患者の両親に説明するのにたいへん有用であった．

外傷歯①　67

CASE 24 | 外傷歯②

● 症例

17歳，男性．バスケットの練習中に相手の頭とぶつかり，$\overline{2\,1|1\,2}$ を脱臼，歯科医院にて再植，固定された．その後，経過観察するも3か月目より $\overline{2|}$ の根吸収が認められるようになり，精査のため当科を紹介来院．

● デンタルエックス線所見

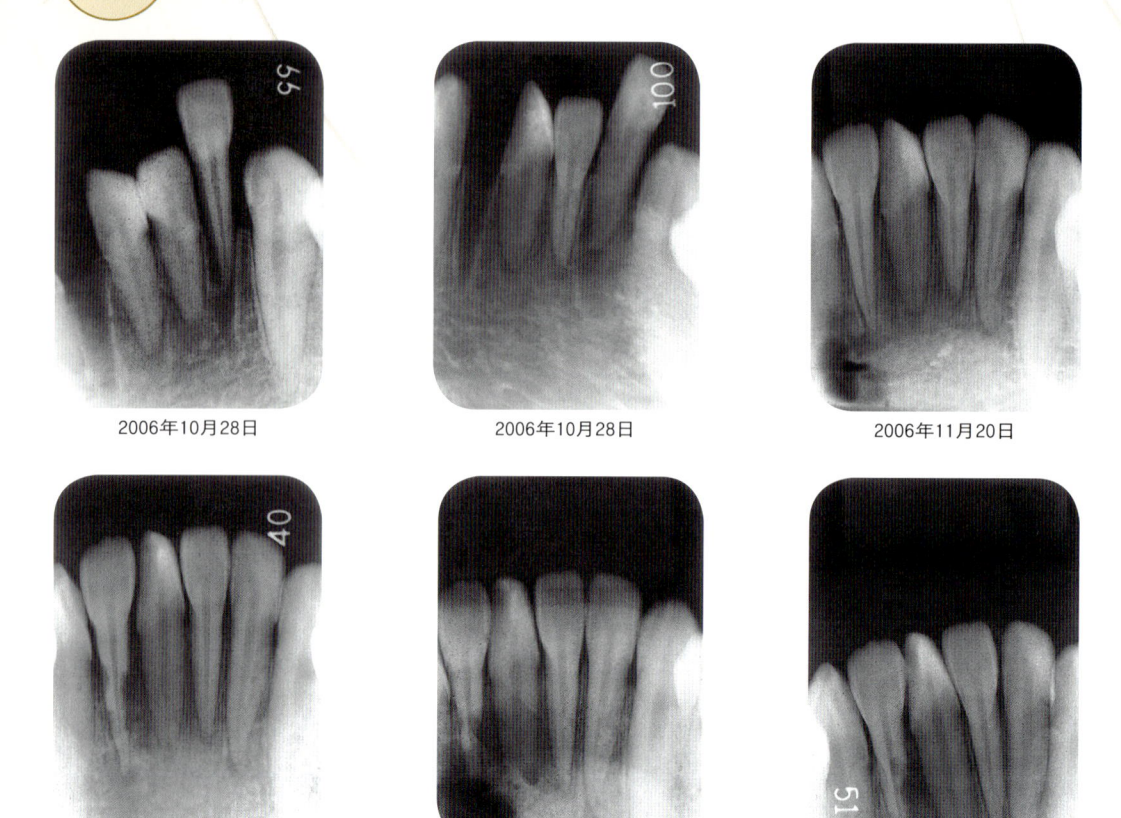

| 2006年10月28日 | 2006年10月28日 | 2006年11月20日 |
| 2007年1月26日 | 2007年3月15日 | 2007年7月20日 |

☆初診時に脱臼した歯牙は，再植，固定の処置後1か月後の経過は良好と思われたが，その後は少しずつ $\overline{2|}$ の根吸収が認められるようになった．

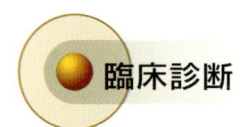

● 臨床診断

$\overline{2\,1|}$ 歯根吸収．⇒ 精査のためデンタルCTを撮影．

II 臨床編

● デンタルCT所見

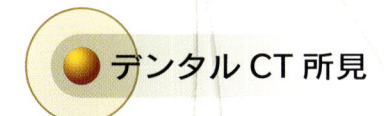

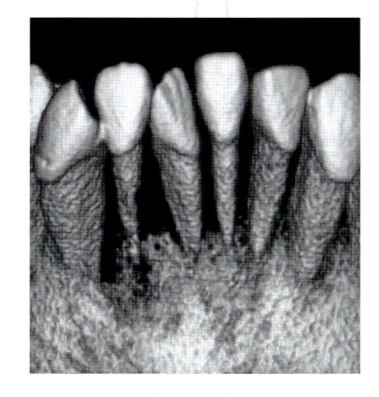

☆3D画像．$\overline{2+2}$部の歯槽骨は吸収されている．

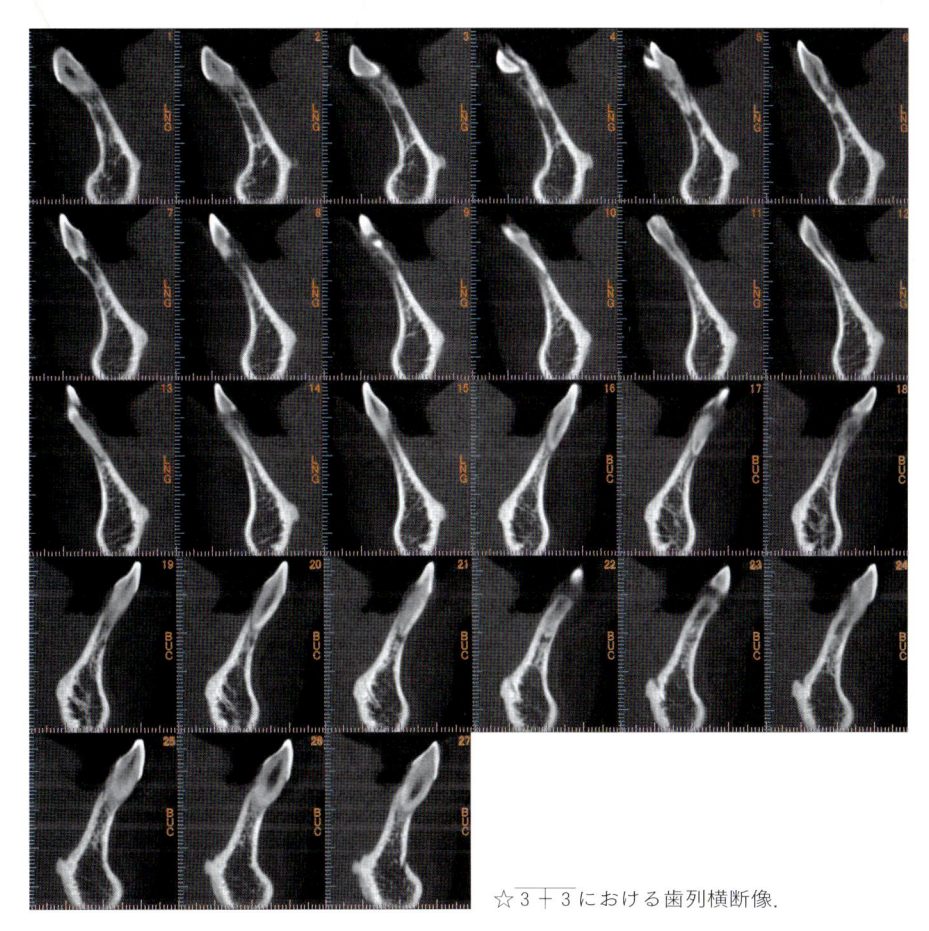

☆$\overline{3+3}$における歯列横断像．

● 処置および経過

　局所麻酔下で$\overline{3+3}$に歯肉切開を加えたのち歯肉を剥離し飜転．$\overline{2\,1|1\,2}$の歯槽骨は菲薄化しており根尖部まで及んでいた．菲薄化した骨を除去したところ$\overline{2\,1|1}$の周囲には肉芽を認めたため$\overline{2\,1|1\,2}$を抜歯し掻爬した．とくに$\overline{2}$の歯根は吸収し細くなっていた．

● デンタルCT所見のメリット

　デンタルCT所見により，かなり骨吸収していることがわかった．もう少し早い時期にデンタルCTによる精査が必要であったと考えられる．

外傷歯② 69

CASE 25　顎骨腫瘍①：セメント質腫

症例

64歳，女性．歯科医院で5⏌抜歯を試みるも動揺するが抜去不能のため中断．著しい根尖肥大を疑い，精査のため当科を紹介来院．

パノラマエックス線所見

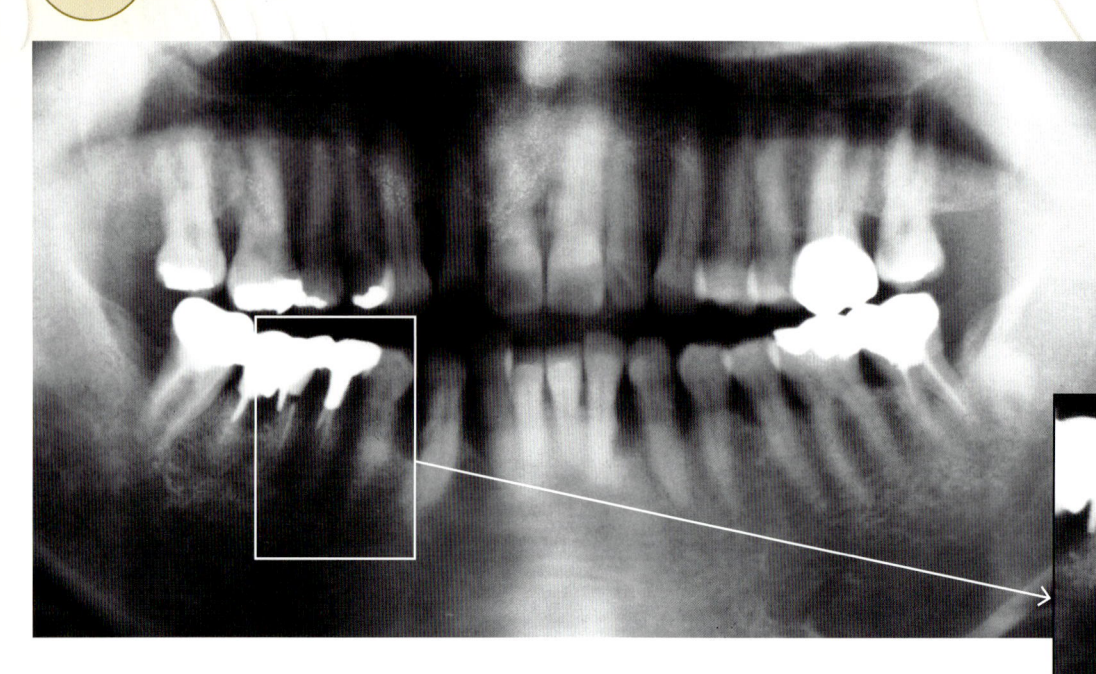

☆5⏌根尖部に境界不明瞭で類円形の不透過像が認められた．5⏌根尖の輪郭線は連続していた．

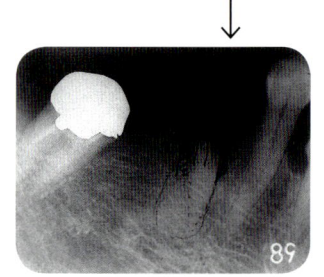

不透過像？

▲抜歯途中のデンタルエックス線写真．

臨床診断

5⏌根尖部肥大の疑い．⇒ 精査のためデンタルCTを撮影．

II　臨床編

● デンタル CT 所見

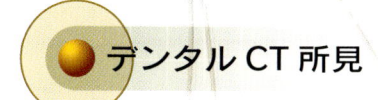

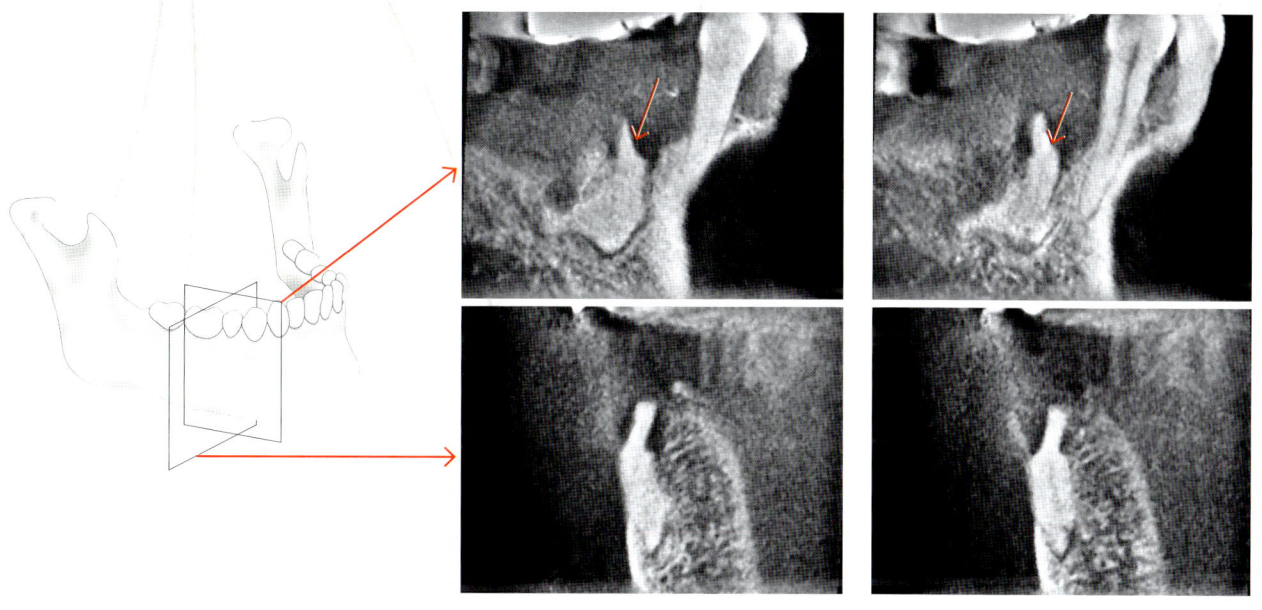

☆5⏤残根とこれに連続する辺縁不整のエックス線不透過像が認められた（矢印）．歯科医院で抜歯する際に骨を削ったため，エックス線不透過像の辺縁が不整になったものと思われた．

● 処置および経過

5⏤の歯根肥大あるいは下顎骨腫瘍の臨床診断のもと，全身麻酔下で歯肉切開を行い，頰側皮質骨を開削して5⏤の歯根と根尖付着している硬い骨を一塊として摘出した．病理組織学的にはセメント質腫であった．

● デンタル CT 所見のメリット

デンタル CT 所見により，パノラマエックス線写真で認められた境界不明瞭なエックス線不透過像は，5⏤残根に連続した硬組織（セメント質腫）であることがわかった．

顎骨腫瘍①：セメント質腫　　71

CASE 26 | 顎骨腫瘍②：歯牙腫の疑い

症例

53歳，女性．7⏌部に疼痛があり当科を紹介来院．10年ほど前から手術の適応であることは主治医から説明を受け，数年に一度はCT撮影によって定期的に観察を行っていた．

パノラマエックス線所見

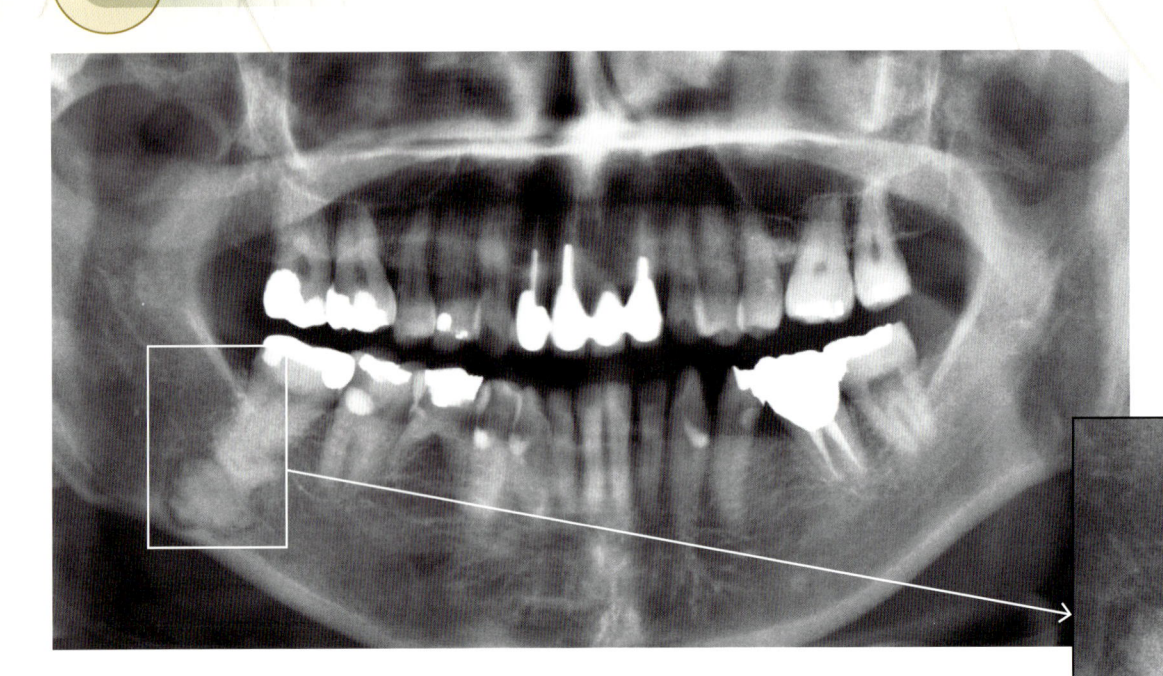

☆7⏌根尖部にエックス線透過像に囲まれたエックス線不透過像，いわゆるエックス線混在像が認められた．このエックス線混在像の境界は明瞭で辺縁は不整，下顎下縁の皮質骨に菲薄化が認められた．

不透過像

臨床診断

エックス線混在像と下顎管との位置関係は不明．⇒ 精査のためデンタルCTを撮影．

II　臨床編

●デンタルCT所見

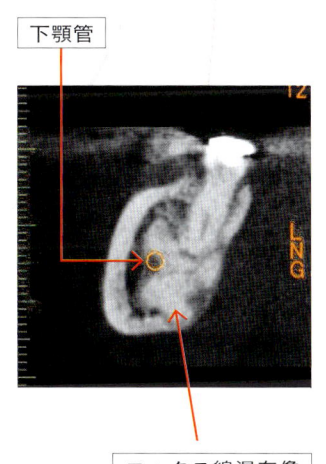

下顎管

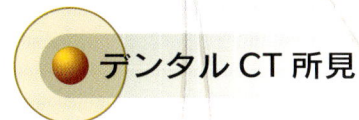

エックス線混在像

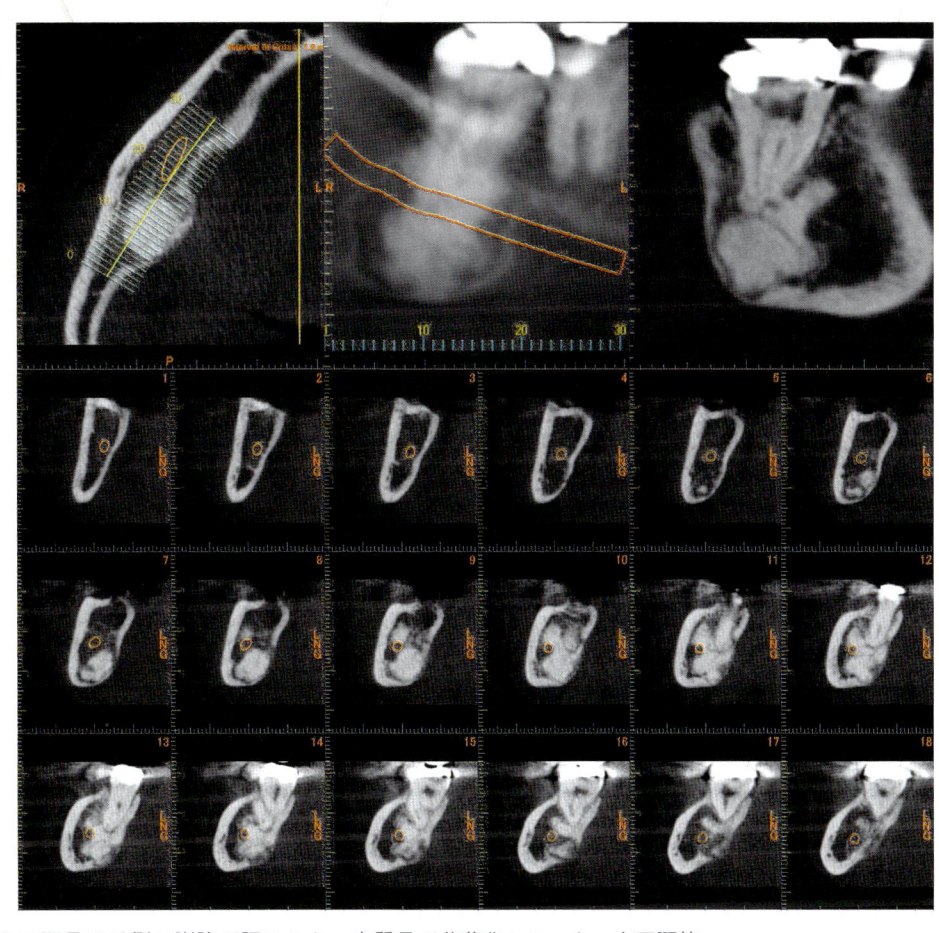

☆エックス線混在像により下顎骨は舌側に膨隆が認められ，皮質骨が菲薄化していた．右下顎管はエックス線混在像に圧迫され通常より頰側を走行していた．良性セメント芽細胞腫，セメント質腫などが疑われた．

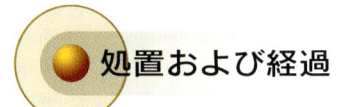

●処置および経過

患者の意向で経過観察中であったが，今後手術を行う予定である．

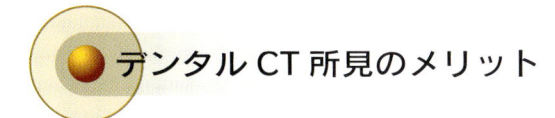

●デンタルCT所見のメリット

デンタルCT所見により，エックス線混在像と下顎管の位置関係がわかった．

顎骨腫瘍②：歯牙腫の疑い

CASE 27 | 顎骨腫瘍③：悪性腫瘍

症例

　60歳，女性．|5の疼痛と口蓋側の腫脹を主訴に歯科医院を受診し，抗菌剤の投与を受ける．その後5回にわたって根管治療を行い，仮根充まで施行した状態で経過観察．4か月後に数回にわたって再根管充填をつづけるも症状が緩解せず精査のため当科を紹介来院．

パノラマエックス線所見

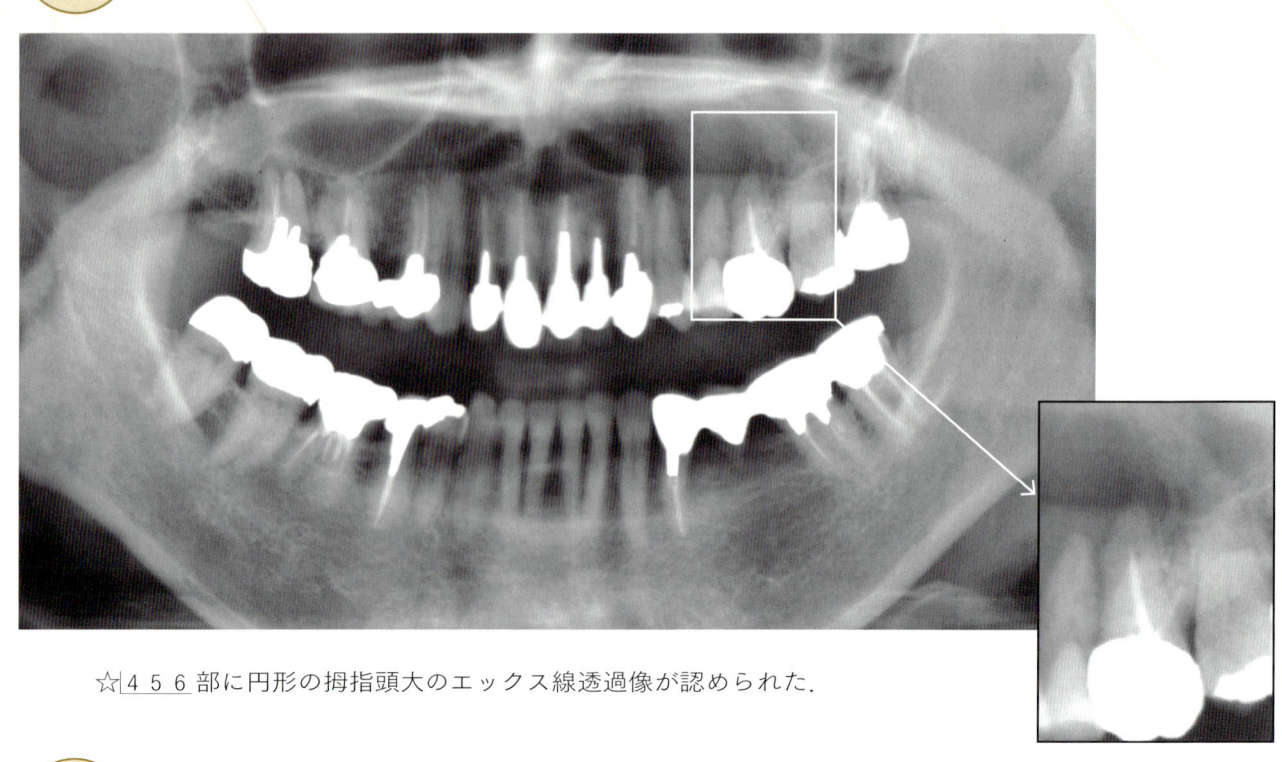

☆|4 5 6 部に円形の拇指頭大のエックス線透過像が認められた．

臨床診断

　上顎嚢胞の疑い．⇒ 精査のためデンタルCTを撮影．

II 臨床編

● デンタル CT 所見

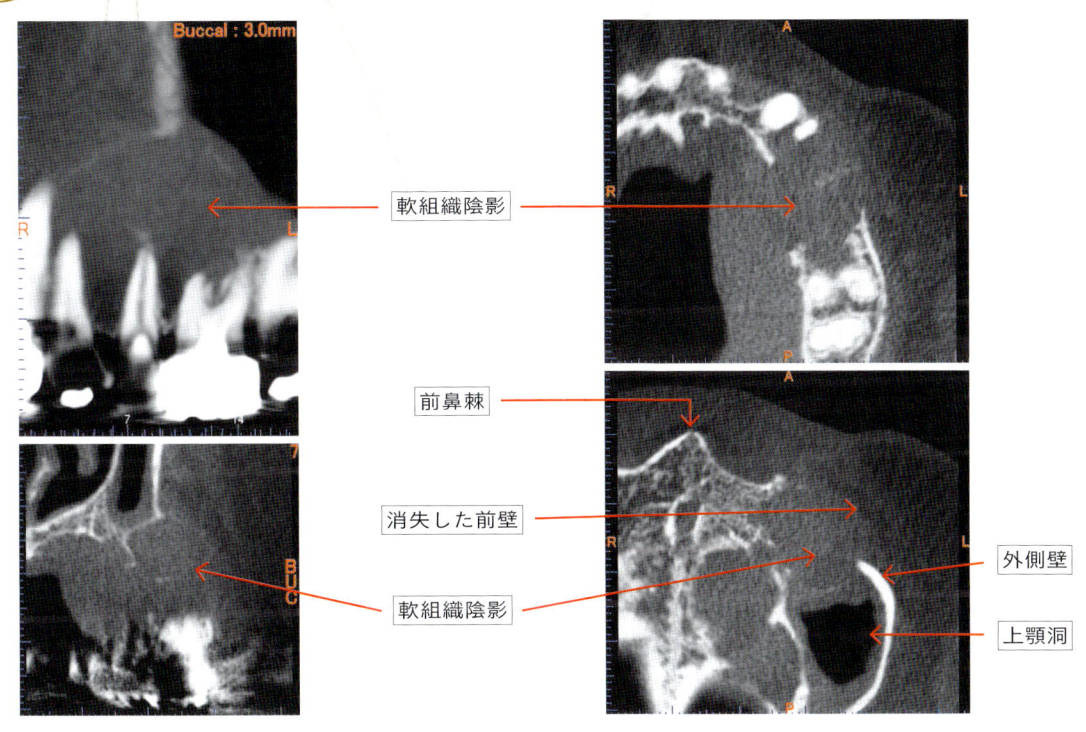

軟組織陰影

前鼻棘

消失した前壁

軟組織陰影

外側壁

上顎洞

☆ ⌐3 から 7¬ にかけて軟組織陰影が認められた．この軟組織陰影により上顎骨は頬側・口蓋側へ膨隆しており，皮質骨は菲薄化・消失が認められた．軟組織陰影の内部に隔壁を疑わせるエックス線不透過像が認められ，⌐6 近心根は吸収が疑われた．嚢胞ではなく，腫瘍性病変が疑われた．

● 処置および経過

局所麻酔下で口蓋歯肉弁を形成して剥離したところ，⌐4 5 6 口蓋骨は吸収され，粗な肉芽組織が認められた．可及的に掻爬除去し，生検に供した．病理組織学的には腺様嚢胞癌であった．現在，処置方針を検討中である．

● デンタル CT 所見のメリット

デンタル CT により腫瘍の可能性が高くなり生検を施行した．その結果，いち早く悪性腫瘍の診断が得られた．
パノラマエックス線所見で上顎癌を疑うことは困難と思われる．

CASE 28　顎関節疾患①：周囲の異物

症例

75歳，女性．1週間前に，くいしばると急に左顎関節痛が生じたため当科を紹介来院．薬物療法で疼痛は軽減したとのこと．

エックス線所見

＜オルビトラームス法＞　　　　＜シュラー法＞

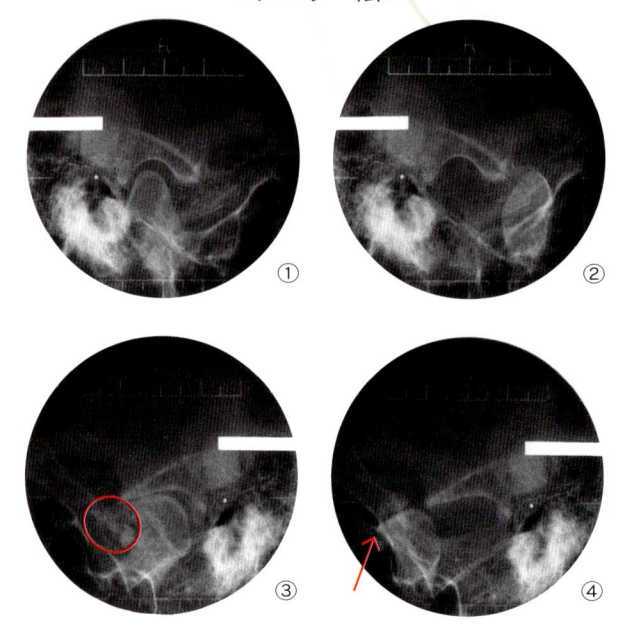

① ② ③ ④

☆左顎関節部に小骨片と思われるエックス線不透過像がいくつか認められた(赤丸内)．左下顎頭は骨棘(矢印)のような骨変形が認められた．左下顎頭の運動制限は認められなかった．①右：閉口時，②右：開口時，③左：閉口時，④左：開口時．

臨床診断

顎関節部小骨片の疑い．左顎関節部の小骨片の数，および位置関係は不明．⇒ 精査のためデンタル CT を撮影．

II　臨床編

● デンタルCT所見

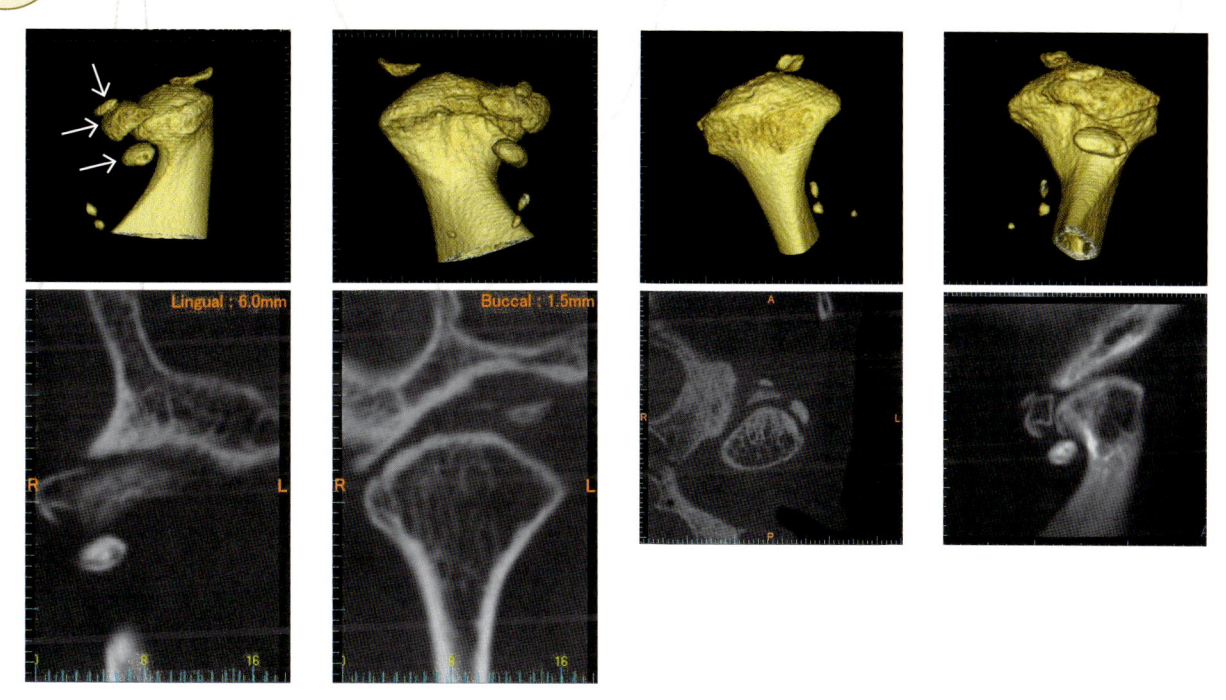

☆左下顎頭前方に小骨片と思われる像が3つ認められた（矢印）．そのほかにも，いくつかの小骨片が認められた．

● 処置および経過

高齢者であり薬物療法で疼痛が軽減されたため手術は行わなかった．臨床的にはいわゆる関節ねずみが考えられ，手術の適応と思われる．

● デンタルCT所見のメリット

デンタルCT所見により小骨片の数，大きさ，位置がわかった．

顎関節疾患①：周囲の異物

CASE 29 | 顎関節疾患②：形態異常

● 症例

　14歳，女性．歯科医院でパノラマエックス線写真を撮影したところ，右下顎頭前方に小指頭大のエックス線不透過像が認められた．症状はとくにないが，精査のため当科を紹介来院．

● パノラマエックス線所見

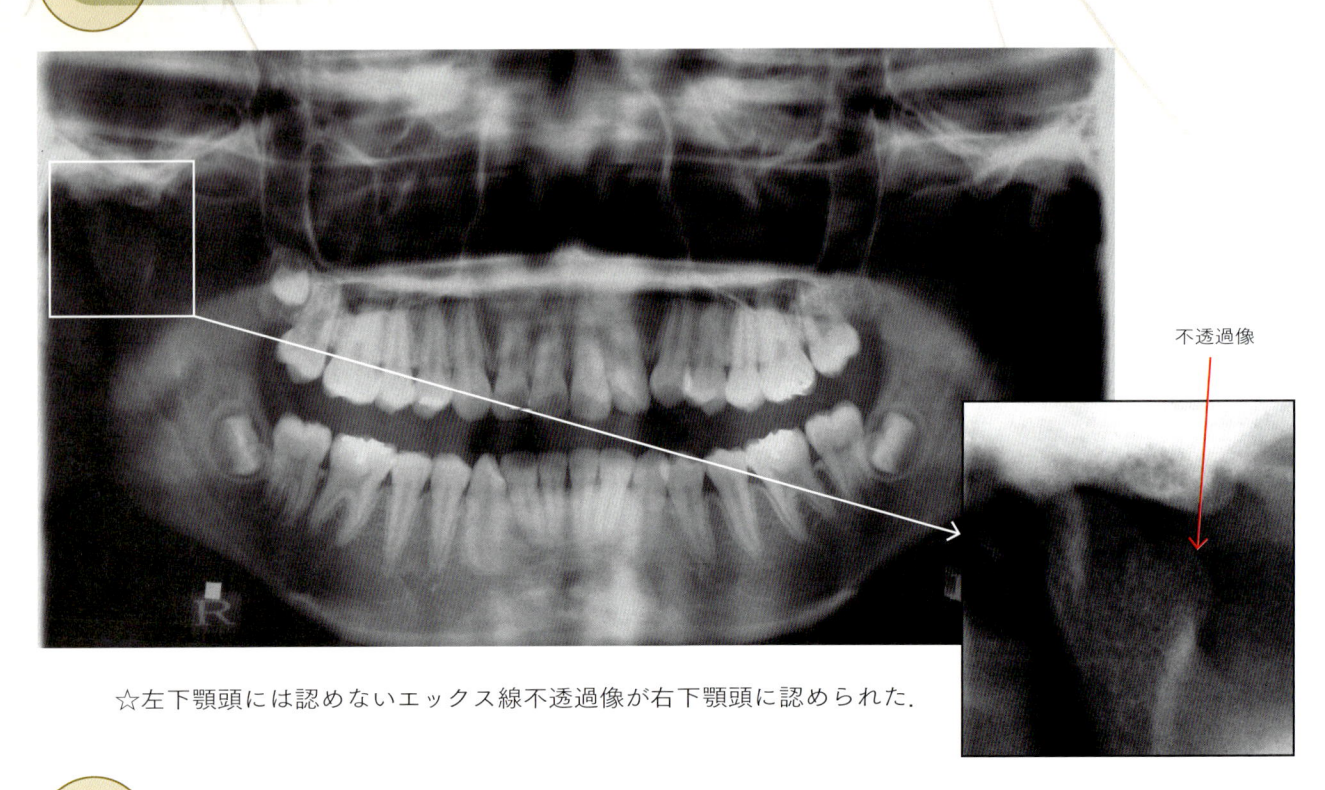

☆左下顎頭には認めないエックス線不透過像が右下顎頭に認められた．

不透過像

● 臨床診断

　このエックス線不透過像は右下顎頭と連続しているが，形態については不明．⇒ 精査のためデンタル CT を撮影．

II　臨床編

● デンタルCT所見

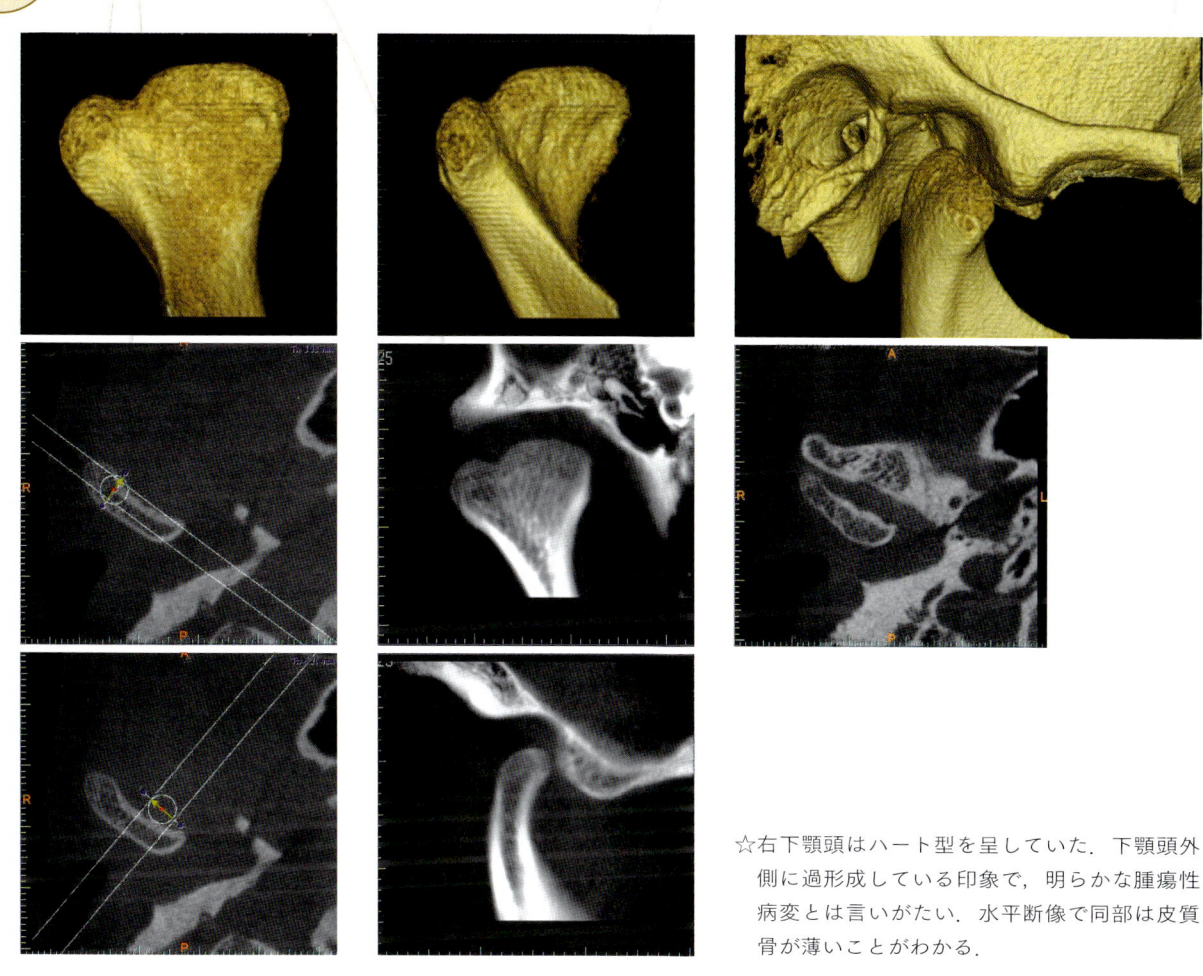

☆右下顎頭はハート型を呈していた．下顎頭外側に過形成している印象で，明らかな腫瘍性病変とは言いがたい．水平断像で同部は皮質骨が薄いことがわかる．

● 処置および経過

　経過観察を行い，今後疼痛や機能障害などの症状が出てきた場合は，骨軟骨腫を考えて摘出手術を検討すべきである．

● デンタルCT所見のメリット

　デンタルCT所見により，下顎頭の形態および病変の有無が明らかとなった．

顎関節疾患②：形態異常

CASE 30 | 歯の形態異常①

● 症例

31歳，男性．8̲の違和感を訴えて当科を紹介来院．

● パノラマエックス線所見

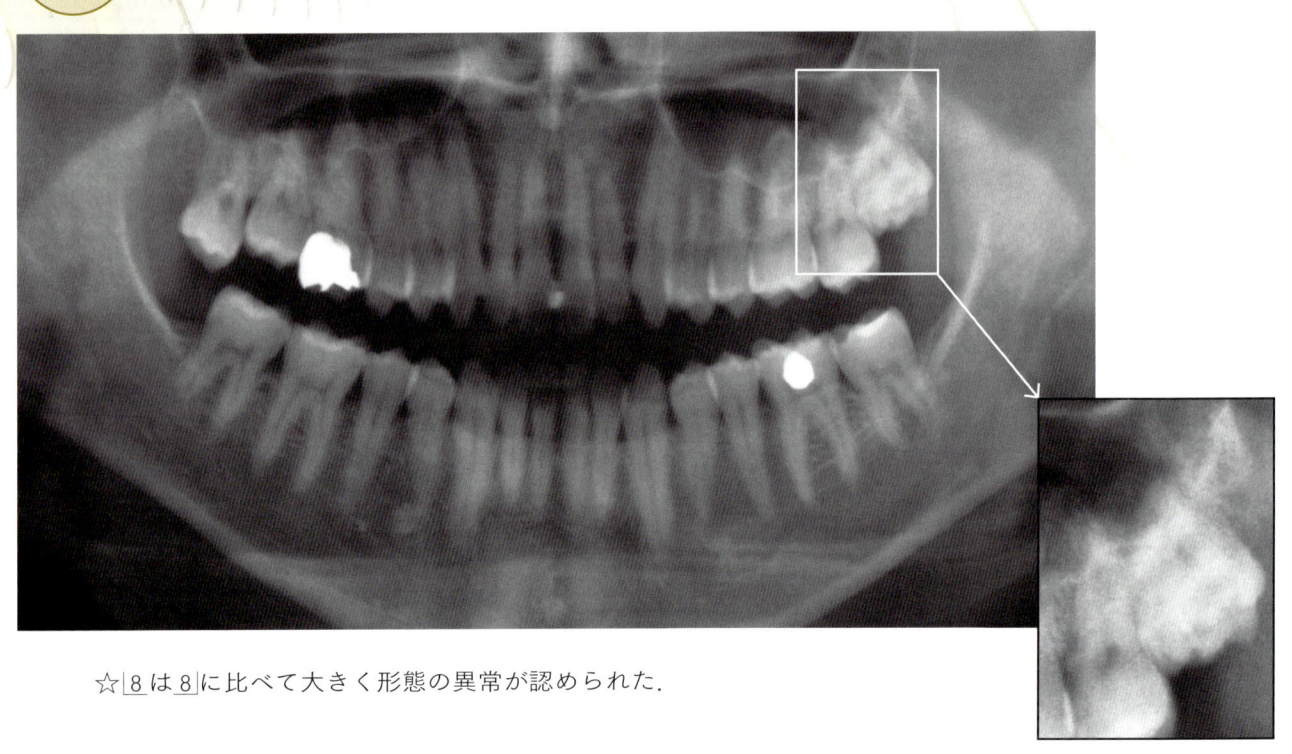

☆8̲は8̲に比べて大きく形態の異常が認められた．

● 臨床診断

8̲歯冠形態および上顎洞との関係は不明．⇒ 精査のためデンタルCTを撮影．

Ⅱ 臨床編

●デンタルCT所見

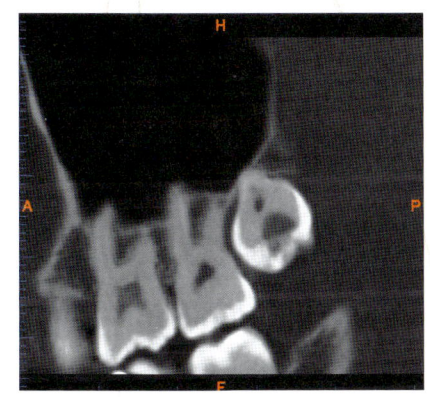

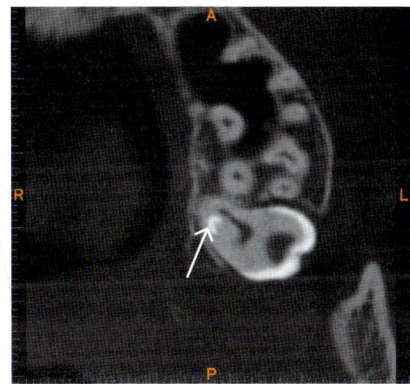

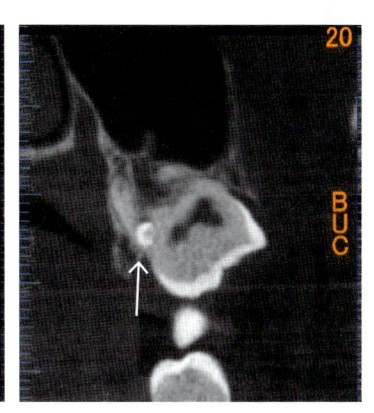

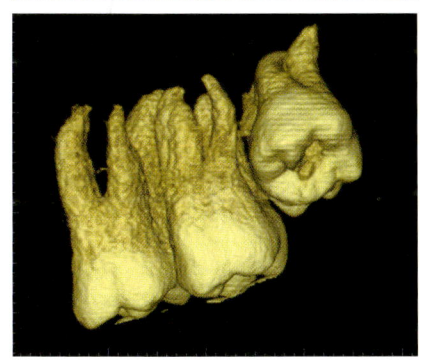

☆|8 は斜めに埋伏している．|8 歯頸部付近にエナメル質と同等のエックス線不透過像を示す構造物が認められた（矢印）．

●処置および経過

局所麻酔下で|8 粘膜歯肉骨膜弁を形成して骨を開削し，|8 抜歯手術を施行した．

抜去歯をデンタル撮影したところ，抜去歯の近心根相当部に歯と考えられる形態のものが存在していた（写真矢印）．臨床的には歯内歯の可能性が高く，現在病理学的に検索中である．

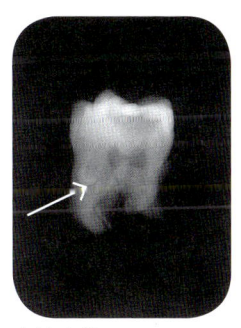

▲抜去歯．

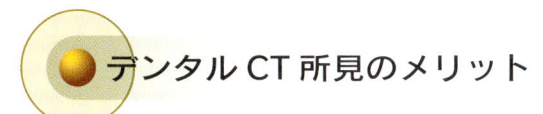

●デンタルCT所見のメリット

デンタルCT所見により，偶然珍しい症例を見つけることができた．

歯の形態異常① | 81

CASE 31 歯の形態異常②

● 症例

52歳，女性．左下に鈍痛のような痛みがあり当科を紹介来院．3年前から糖尿病にて治療中とのこと．

● パノラマエックス線所見

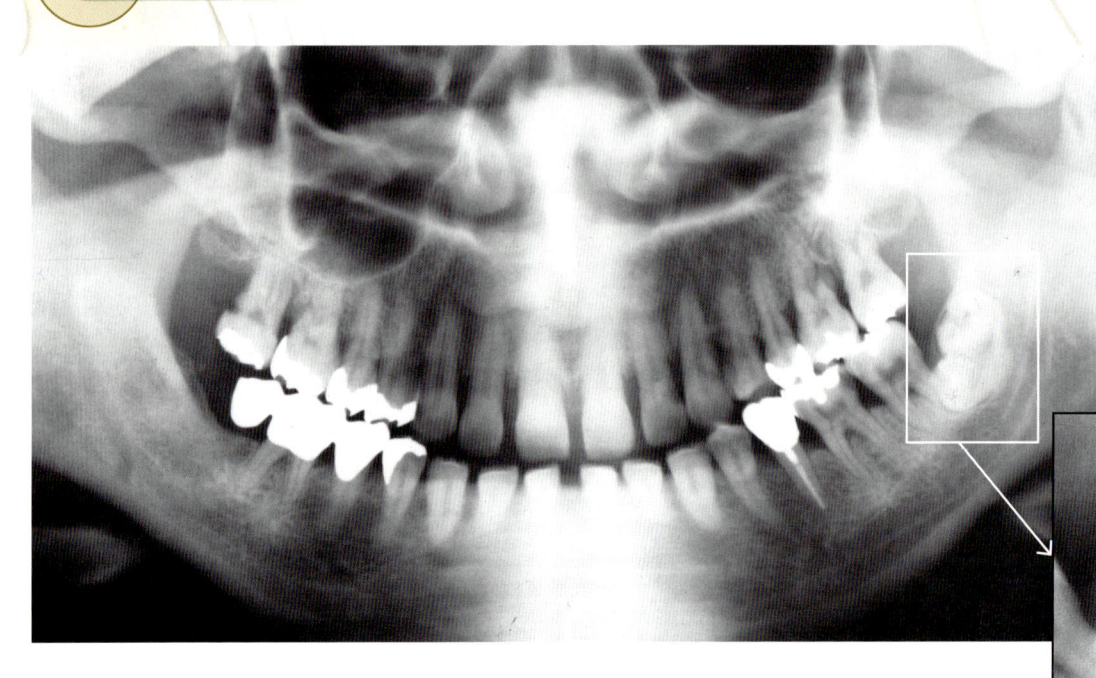

☆⌐8部に歯牙様のエックス線不透過像が認められた．

不透過像

● 臨床診断

エックス線不透過像の形態は不明．⇒精査のためデンタルCTを撮影．

II 臨床編

● デンタル CT 所見

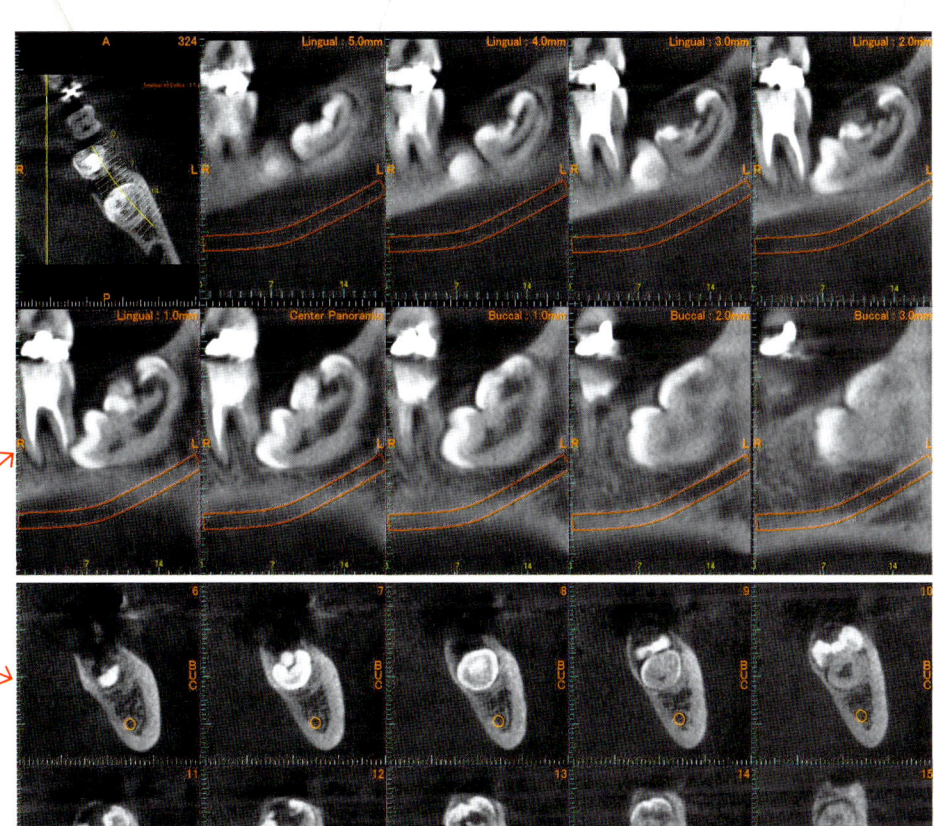

☆8̲部に2つの歯牙が癒合しているような所見が認められた．

● 処置および経過

症状がないため患者の意向により経過観察中であるが，症状が出しだい手術を検討することになった．臨床診断は左下顎骨歯牙腫とした．

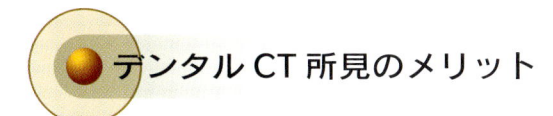

● デンタル CT 所見のメリット

デンタル CT 所見により，歯牙様構造物の状態がわかった．

歯の形態異常② 83

CASE 32 その他①：唾石

症例

51歳，男性．歯科医院で 7| 抜歯手術を受け経過観察を行ったが，7| 部の舌側骨が露出し疼痛があるため，右下顎骨腫瘍を疑い精査のため当科を紹介来院．

パノラマエックス線所見

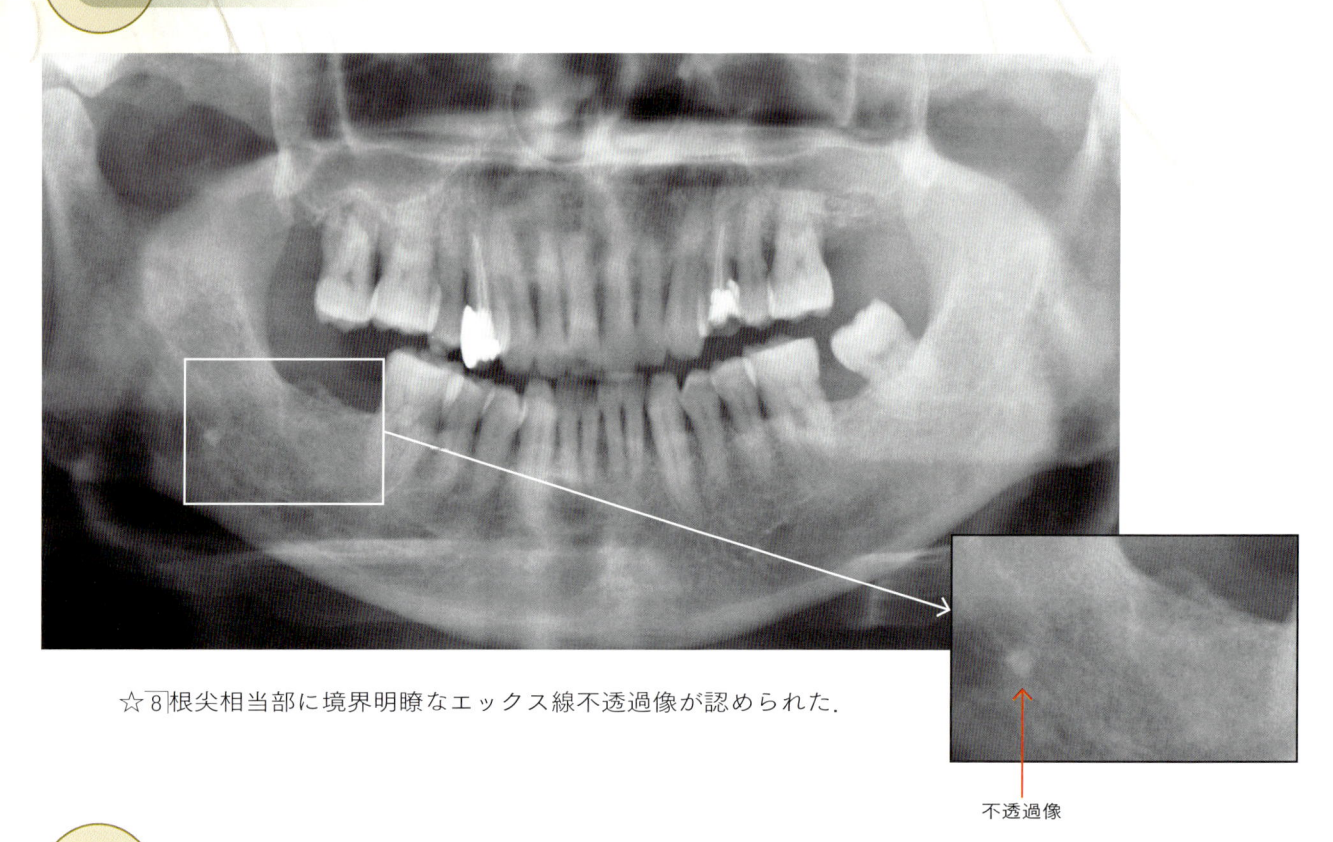

☆8| 根尖相当部に境界明瞭なエックス線不透過像が認められた．

不透過像

臨床診断

この不透過像の不透過性は高く，唾石，静脈石などが考えられた．通常，唾石は下顎下縁付近，やや下方に存在することが多い．エックス線不透過像の位置は不明．
⇒精査のためデンタルCTを撮影．

II 臨床編

デンタルCT所見

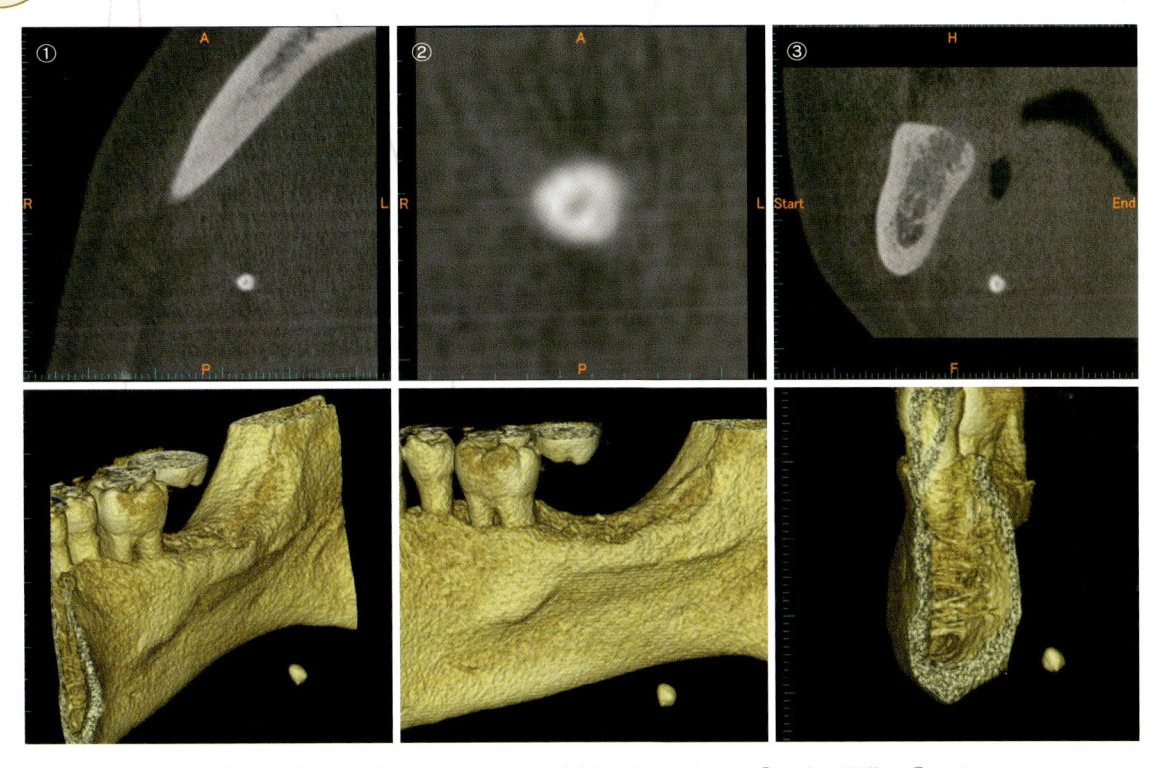

☆エックス線不透過像は下顎骨内ではなく，右下顎骨内側に認められた．①は水平断像，②はその拡大，③は矢状断像．

処置および経過

7|部には顎骨の破壊像はなく顎舌骨筋内に米粒大の不透過像があったが，自覚症状がないため経過観察とした．臨床的には唾石と考えられたが，唾仙痛もなく顎下腺腫脹も認められなかった．このため，顎下腺造影およびMRIによる検査は行っていない．

デンタルCT所見のメリット

デンタルCT所見により，エックス線不透過像の三次元的位置がわかった．

その他①：唾石　85

CASE 33 その他②：腐骨による下唇麻痺

● 症例

　45歳，男性．3日前より急に左下顎骨体部から隅角部にかけて腫脹し，歯科医院を受診したが，下唇の麻痺が生じてきたため当科を紹介来院．歯肉腫脹，6￣相当部に膿瘍を形成．

● パノラマエックス線所見

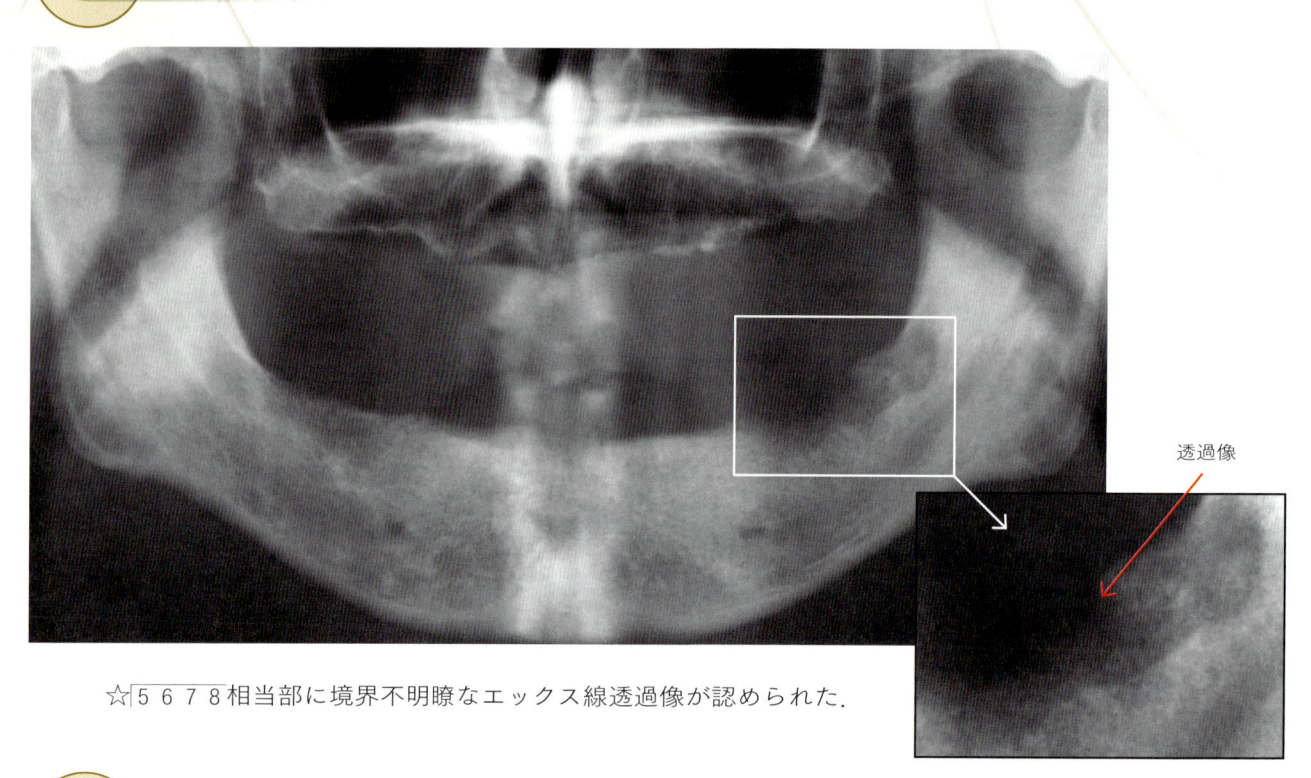

透過像

☆￣5678相当部に境界不明瞭なエックス線透過像が認められた．

● 臨床診断

左下顎腐骨の疑い．⇒ 精査のためデンタルCTを撮影．

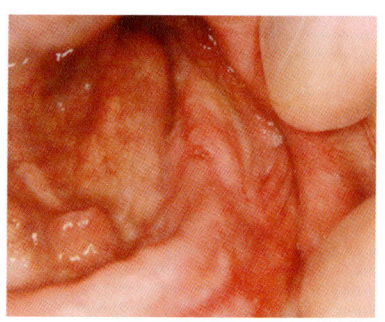

▲口腔内写真．

II 臨床編

● デンタルCT所見

下顎管

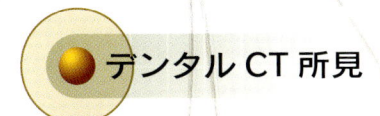

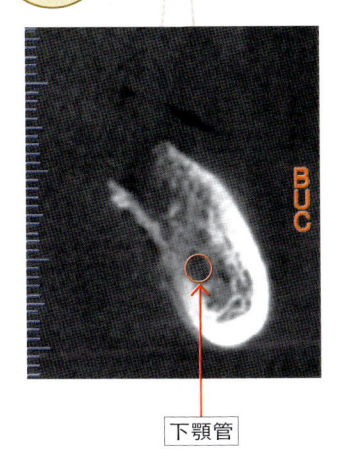

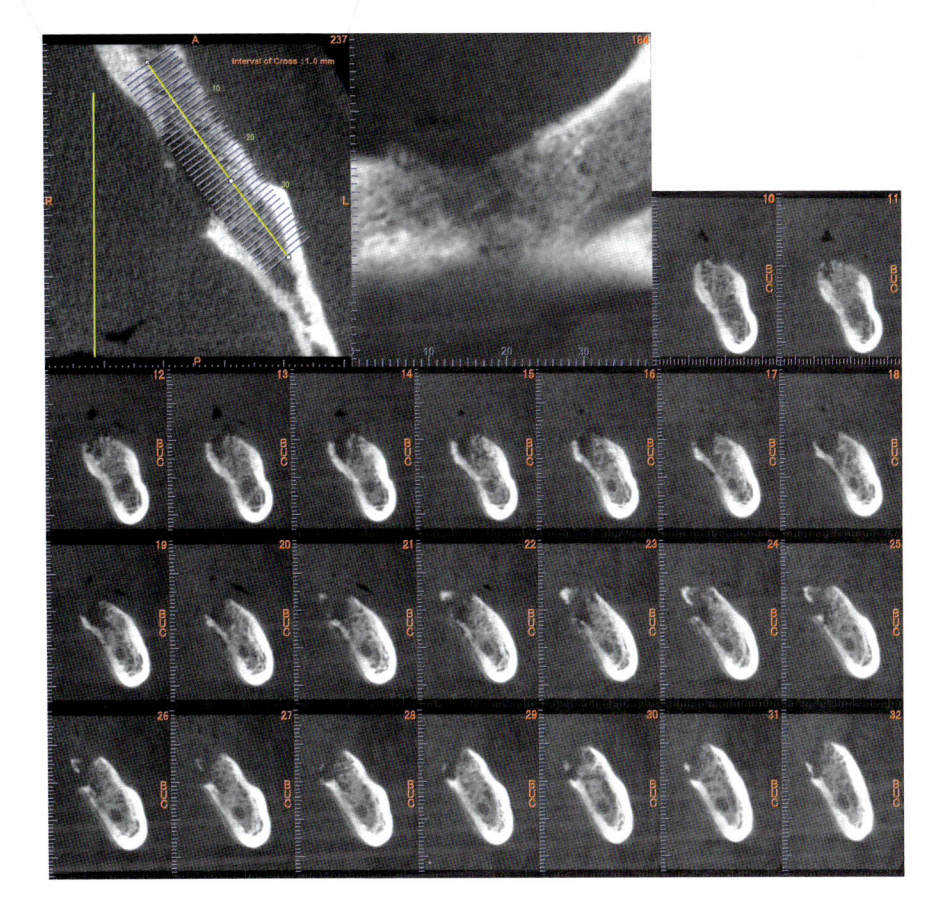

☆左大臼歯相当部，歯槽頂から舌側皮質骨にかけて，明らかな骨吸収像が認められる．さらにこの骨吸収像はスライス20－24で左下顎管と近接しており，知覚鈍麻の原因箇所が疑われる．

● 処置および経過

　初診時の口腔内所見，パノラマエックス線所見から下顎骨悪性腫瘍も疑われたが，臨床経過から慢性化膿性下顎骨骨髄炎と診断，生検を施行しなかった．全身麻酔下で 4 5 6 7 8 部に歯肉切開を加え，皮質骨の開削後に骨粗造な部分と肉芽組織を除去した．腐骨の前方はオトガイ孔まで及んでいた．肉眼では下顎管は認められなかった．術後1か月後には下歯槽神経知覚鈍麻も改善された．

● デンタルCT所見のメリット

　デンタルCT所見により骨吸収の範囲が明らかになり，下顎管への浸潤の可能性について詳しく検討できた．

その他②：腐骨による下唇麻痺

＜デンタルCT撮影依頼連絡先＞

　本書に掲載されたデンタルCT画像は，すべて神奈川歯科大学附属横浜クリニック歯科放射線科で撮影されたものです．撮影のご依頼につきましては，下記までご連絡ください．

神奈川歯科大学附属横浜クリニック歯科放射線科

http://www.hama.kdcnet.ac.jp/page/xray.html（ネット予約可能）

TEL　045-313-4039（日祝日を除く　9:00〜17:00）

※デンタルCTは，必ず予約が必要となります．はじめてご依頼される場合，一度お電話していただき，料金のことなど説明を受けて下さい．

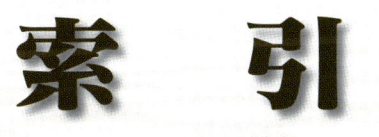

索 引

INDEX

ア

Axial 画像	10,12
アーチファクト	9
アンキローシス	45
悪性腫瘍	74

エ

MPR	10
エックス線混在像	73

オ

オルビトラームス法	76

カ

下顎管	15,16,21,25,29,31,53,55,87
——の圧迫	33,57,73
——の偏位	39
下唇麻痺	86
外傷歯	66,68
顎関節周囲の異物	76
顎関節の形態異常	78
顎骨腫瘍	70,72,74
顎骨内異物	58
顎骨囊胞	52,54,56
顎舌骨筋線	21,25,33
冠状断像	10,14
関節ねずみ	77
含歯性囊胞	53
顔面痛	60

ク

Cross Section 画像	16,21
偶発症	34,36

コ

Coronal 画像	10,14
後出血	34
骨棘	76

サ

Sagittal 画像	10,13

シ

SimPlant View	18
シュラー法	76
矢状断像	10
歯牙腫	72,83
歯原性角化囊胞	55
歯根吸収	8
歯根形態異常	20,24,26,28
歯根囊胞	57
歯根肥大	2,55,71
歯根迷入	36
歯根レベル	12
歯根弯曲	8,25,27,37,39
歯内歯	81
歯列横断像	16,17,21
歯列平行断像	13,15,17,22
腫瘍性病変	75
上顎癌	75
上顎結節	51
上顎洞	49,51,75
——底レベル	12
——内異物	60,62,64
——粘膜	63

ス

水平断像	10,12
水平埋伏（歯）	28,33,43,49

索引

セ

セメント質腫	70
正中埋伏過剰歯	45,46
先天性欠損	48
腺様嚢胞癌	75
前鼻棘レベル	12

タ

DICOM ビューワ	18
唾石	84
断層厚	11

チ

知覚麻痺	32,86
智歯周囲炎	29

テ

デンタル CT 装置	9

ト

動脈性の出血	34

ナ

軟組織陰影	75

ハ

Parallel Section 画像	15,22
歯の形態異常	80,82
晩期残存	40

ヒ

被曝線量	9
鼻腔底	49
鼻腔内過剰歯	46

フ

腐骨	86

ホ

萌出遅延	40

マ

埋伏過剰歯	8,44,46,48,50
埋伏歯	38,40,42
埋伏智歯	20,24,26,28,30,32

リ

隣在歯との位置関係	8
隣在歯の歯根吸収	30

デンタルCTで読み解く症例の真実
誤診回避のための3D画像診断

2008年11月10日　第1版第1刷発行

著　者　鎌田　仁／稲垣　将文
　　　　かまた　ひとし　いながき　まさふみ

発 行 人　佐々木　一高

発 行 所　クインテッセンス出版株式会社
　　　　　東京都文京区本郷3丁目2番6号　〒113-0033
　　　　　クイントハウスビル　電話 (03)5842-2270(代表)
　　　　　　　　　　　　　　　 (03)5842-2272(営業部)
　　　　　　　　　　　　　　　 (03)5842-2279(書籍編集部)
　　　　　web page address　http://www.quint-j.co.jp/

印刷・製本　サン美術印刷株式会社

©2008　クインテッセンス出版株式会社　　禁無断転載・複写
Printed in Japan　　　落丁本・乱丁本はお取り替えします
　　　　　　　　　　　ISBN978-4-7812-0041-5　C3047
定価はカバーに表示してあります